Die Kräuter
von Maurice Mességué
für Gesundheit
und Schönheit

HUGO HARTMANN VERLAG
KARLSRUHE

Bearbeitung und fachliche Beratung:
Dr. med. Karl Knauer, Karlsruhe
Die Übersetzung der von Maurice Mességué
zur Verfügung gestellten französischen Texte besorgten:
René Bieglé und Hugo H. Hartmann
Redaktionelle Bearbeitung:
Dipl.-Volkswirt Hugo H. Hartmann

1. Auflage 1976
2. Auflage 1977
3. Auflage 1977
4. Auflage 1977
5. Auflage 1977
6. Auflage 1978 24 000-30 000
7. Auflage 1978 31 000-35 000
8. Auflage 1978 36 000-40 000
9. erweiterte und überarbeitete Auflage 1978   41 000- 50 000
10. erweiterte und überarbeitete Auflage 1978   51 000- 60 000
11. erweiterte und überarbeitete Auflage 1978   61 000- 70 000
12. erweiterte und überarbeitete Auflage 1979   71 000- 80 000
13. erweiterte und überarbeitete Auflage 1979   81 000- 90 000
14. erweiterte und überarbeitete Auflage 1979   91 000-100 000
15. erweiterte und überarbeitete Auflage 1980 101 000-110 000
16. erweiterte und überarbeitete Auflage 1981 111 000-115 000
17. erweiterte und überarbeitete Auflage 1981 116 000-120 000
18. erweiterte und überarbeitete Auflage 1982 121 000-125 000
19. erweiterte und überarbeitete Auflage 1982 126 000-135 000
20. erweiterte und überarbeitete Auflage 1983 136 000-140 000
21. erweiterte und überarbeitete Auflage 1983 141 000-145 000
ISBN 3-87306-009-4

Inhaltsübersicht

Zum Geleit

In der Geschichte der Menschheit und der Völker stand außer dem täglichen Erwerb von Nahrung die Besorgung von Kräutern und Heilpflanzen an erster Stelle. Die einfachsten Völker hielten sich ihre Heilkundigen, Medizinmänner usw. Das hat sich bis in die heutige Zeit nicht verloren.

Viele Menschen besitzen in ihrem Garten eine kleine Ecke mit Heilpflanzen wie Pfefferminze, Rosmarin, Erdbeeren, Holunder usw. und wenden diese oft täglich an: in gesunden Tagen zum Erhalt der Gesundheit und in kranken Tagen zur Wiederherstellung der Gesundheit. Z. B. bei Fieber Lindenblütentee, wobei man früher wußte, daß man Fieber niemals mit chemischen Arzneimitteln verhindern darf, denn diese unterdrücken mit dem Fieber den Abwehrvorgang im Körper. Gerade die Heilpflanzen unterstützen die natürlichen Vorgänge im Stoffwechsel, beispielsweise die Magen-Darmtätigkeit, die Nieren-Blasentätigkeit, die Atmung, den Kreislauf usf. Deshalb bleibt oder wird der Körper gesund, wenn nicht andere schwerwiegende Fehler, Gifte oder Schädigungen auf ihn einwirken.

Viele Krankheiten beruhen auf einer unterdrückten einfachen Erkrankung, z. B. des Rachens, der Nase, des Magens, des Darmes, der Haut, also der Eintrittspforten für Erkrankungen, und auf falscher Ernährung. So fanden sich zu allen Zeiten, besonders in Notzeiten, immer berufene und erfahrene Helfer, die die Wirkung der Heilpflanzen studierten und sie einzusetzen wußten. Heilpflanzenwirkungen sind uns aus Schriften oder Aufzeichnungen der Antike bekannt. Maurice Mességué hat das Verdienst, die von seinem Vater gefundenen Ergebnisse der Heilpflanzenwirkung zusammengestellt und die Heilpflanzen auch kombiniert – wie ein Kombinationsmedikament – bei Erkrankungen und zum Erhalt der Gesundheit, Schönheit und Lebensfreude eingesetzt zu haben.

In dem vorliegenden kleinen Helfer finden Sie eine wertvolle Zusammenstellung der Heilpflanzen und ihrer Kombinationen mit den günstigsten Wirkungen bei Erkrankungen, sogar zur Linderung gewisser Leiden, wenn nicht ihrer Heilung, sowie zur Gesunderhaltung. Dabei ist auch oft angegeben, wie die Haut, das Schutz- und Ausscheidungsorgan des Körpers, kosmetisch mit einfachen Heilpflanzenanwendungen gepflegt und geheilt werden kann, ohne sie mit teuren, oft chemischen und unnatürlichen Präparaten zu überfordern oder gar auf die Dauer zu schädigen. Auch Badezusätze mit Heilpflanzen sind darin angegeben, denn fast alle sonst üblichen Badezusatzpräparate benötigen chemische Konservierungsmittel, die die Schleimhäute schädigen und verändern können. So kann sich jeder seinen wirksamen und unschädlichen Badezusatz aus Heilpflanzenkombinationen ohne Chemie selber herstellen.

Für Ihre Gesundheit sollten Sie weiterhin beachten, Ihre Ernährung umzustellen. Schweinefleisch und solches enthaltende Wurstsorten sollten Sie im Interesse Ihrer Gesundheit meiden. Denn dabei legen Sie unnötiges Fett im Unterhautgewebe (Zellulitis) ab, davon abgesehen, daß darin doppelt so viel Cholesterin enthalten ist wie in der Butter. Sie werden kosmetisch viel bessere Ergebnisse erzielen und gesünder leben.

Ich wünsche Ihnen viel Erfolg bei der Anwendung der Heilpflanzen und ihrer Kombinationen und für jeden Benutzer dieses wertvollen Helfers für die Gesundheit das geeignete Rezept und damit immer Wohlbefinden in unserer umweltverseuchten Umgebung.

Dr. med. Karl Knauer

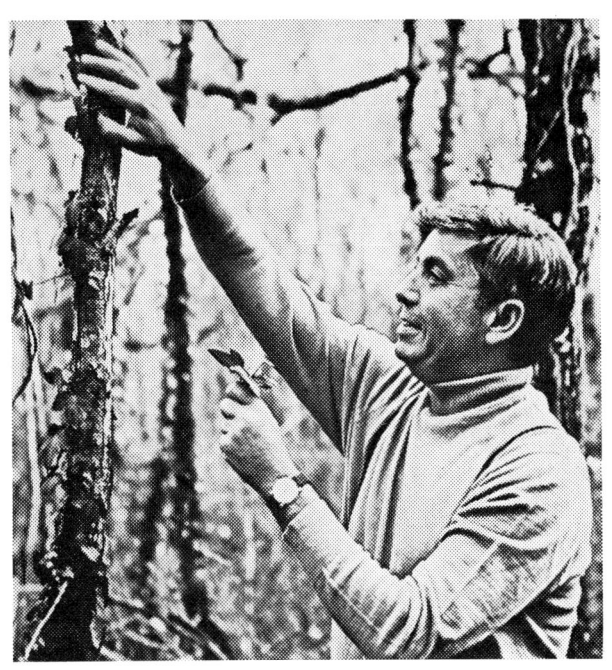

Vorwort

In diesem kleinen Büchlein werden die Gewürzpflanzen
dargestellt, die in der Küche genauso gut für die Zubereitung von Gerichten und Saucen wie für gegrillte Speisen,
Salate oder Wurstwaren laufend verwendet werden.
Außer ihren Vorzügen für die Küche besitzen einige unter
ihnen ganz besonders bemerkenswerte Eigenschaften, vor
allem für die Gesundheit und die Schönheit. Die Alten
wußten über ihre Heilkräfte gut Bescheid.

Diese Pflanzen, die man auch als »Heilkräuter« bezeichnet, können auf verschiedene Art und Weise verwendet werden: Als Aufguß, als Absud oder als Beize (Mazeration).

Es gibt Menschen, die Ihnen sagen werden, daß die von Maurice Mességué ausgesuchten Pflanzen teurer sind als die anderer. Das ist ohne Zweifel richtig, oder es ist dann so, daß sich die anderen über ihre Kunden lustig machen. Denn in Wirklichkeit weiß man, wo ihre Pflanzen herkommen, wie sie angepflanzt, gesammelt und getrocknet werden.

Sehr oft kommen sie nämlich von Übersee, wo die Handarbeit weniger teuer ist. Oder ihr Wachstum wurde mit Kunstdünger vorangetrieben oder sie wurden maschinell geerntet, wenig oder kaum ausgelesen, in der brütenden Sonne getrocknet und mit Konservierungsmitteln gelagert. Im Gegensatz dazu wachsen unsere Pflanzen auf solchen Böden, die für die einzelnen Pflanzenarten am günstigsten sind, ohne irgendeinen Kunstdünger, ohne Unkrautvernichtungsmittel oder Pestizide. Sie werden von Hand gepflückt, dann ausgelesen, unter den besten Bedingungen getrocknet und gelagert. Doch damit nicht genug werden sie in den besten, dafür geeigneten Laboratorien genau untersucht, um sicherzustellen, daß der von der allgemeinen Umweltverschmutzung herrührende unvermeidliche Rest an chemischen Bestandteilen sich nicht schädlich für die Gesundheit auswirkt.

Wenn unsere Pflanzen nicht schon von daher teurer sein müssen, wieso sollten sie es nicht sein, wenn man weiß, daß bei der Ernte 8 oder 10 kg frischer Pflanzen nur 1 kg getrocknete Pflanzen ergeben.

Versuchen Sie einmal, von Hand 10 kg Malvenblüten zu ernten, um 1 kg getrocknete Blüten zu erhalten, dann werden Sie feststellen können, wieviel Zeit Sie gebraucht haben.

Aber das ist nicht das Entscheidende. Was man unbedingt wissen sollte, ist die Tatsache, daß die Pflanzen, die man so überall ohne irgendwelche Garantien kauft, sehr gefährlich sein können. Die Unkrautvernichtungsmittel, die man bei den Pflanzungen verwendet, lösen sich im Wasser vollständig auf. Sie werden dann direkter Bestandteil des Aufgusses.

Die 2/4 D-Säure, um nur diese zu nennen, die unglücklicherweise viel verwendet wird, ist ein außergewöhnlich gefährliches Gift.

Man kommt dann sogar auf den Gedanken, ohne daß dies ein plötzlicher Einfall sein soll, daß es in diesem Fall besser wäre, ein Medikament einzunehmen als einen Teeaufguß von Pflanzen, die durch die Umweltverschmutzung verseucht sind.

Bei einem Medikament zumindest weiß man, daß die Dosis der einzelnen chemischen Bestandteile so berechnet ist, daß sie der Gesundheit nicht zu schaden vermag, aber bei einer irgendwo gekauften Pflanze kann man das nicht wissen.

Dagegen gehen Sie mit unseren Pflanzen kein Risiko ein, denn sie sind mit Beständigkeit regelmäßig kontrolliert.

Maurice Mességué

Der Anis

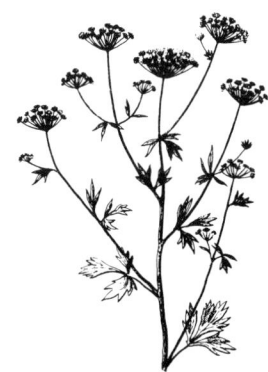

PIMPINELLA ANISUM

Sein vollständiger Name ist »Grüner Anis«, aber man bezeichnet ihn auch als »Räucher-Anis«, »Bibernelle« oder »Europäischer Anis«. Er stammt aus dem Orient, heute wächst er jedoch in unseren Gärten. Die Pflanze ist vollständig behaart, erreicht eine mittlere Größe, hat einen aufgerichteten Stiel mit weißen oder rosa Blüten, die doldenförmig angeordnet sind. Diese bringen kleine, grau-braune, behaarte, eierförmige und an den Seiten ein wenig gerillte Früchte hervor. Die unteren Blätter am Stiel sind kreisförmig, während die oberen Blätter in feine Streifen geschnitten sind.
Die reifen Früchte werden im August geerntet. Sie unterscheiden sich leicht von denen der Petersilie oder des Schierlings durch ihre behaarte Oberfläche, ihren Duft und ihren Geschmack.

HEILENDE WIRKUNGEN BEI INNERLICHER ANWENDUNG:

Der grüne Anis regt die Verdauung an, beruhigt die schmerzhaften Zusammenziehungen von Magen und Darm und begünstigt das Ausscheiden der Gase. Diese doppelte, beruhigende und zugleich anregende Tätigkeit wirkt sich auch günstig bei schmerzhafter und schwieriger Menstruation aus. Der grüne Anis verhilft zur Linderung bei Asthma und allen Erkrankungen der Atmungswege. Er wirkt leicht harntreibend und leistet auch Abhilfe bei unzureichender Milchabsonderung.
Für die Zubereitung eines beruhigenden und stimulierenden Getränkes geben Sie einen Kaffeelöffel voll Aniskör-

ner in 1 Tasse mit kochendem Wasser und lassen 3 Minuten ziehen. Trinken Sie 2 bis 3 Tassen täglich (bei Stuhlverstopfung nach den Mahlzeiten).

Wenn Sie einen Anis-Aufguß als Umschlag auflegen, beschwichtigen Sie dadurch Blutergüsse und verringern Milchstauungen (3 bis 4 Fingerspitzen auf 1 Liter Wasser).

BESONDERE EMPFEHLUNG:

Für alle, die mit Verdauungsschwierigkeiten oder Blähungen zu tun haben: Je 2 Fingerspitzen Anis, Fenchel, Salbei und Minze.
Für einen angenehmen Schlaf: am Abend einen Aufguß trinken aus je 2 Fingerspitzen Anis und Eisenkraut.

ZUR VERWENDUNG IN DER KÜCHE:

Anis sorgt für einen angenehmen Geschmack bei allen Arten von Kuchen und Feingebäck.
Zur Förderung der Verdauung wird Anislikör zum Dessert sehr geschätzt.

FÜR DIE SCHÖNHEIT:

Personen mit fetter Haut oder Mischhaut trinken am besten abwechselnd:
– am Abend einen Aufguß von Anis, 2 Fingerspitzen pro Tasse,
– am nächsten Tag folgende Zusammensetzung für 1 Tasse: je 1 Fingerspitze Linde, Orangenknospen und Rosmarin.

Das Basilikum

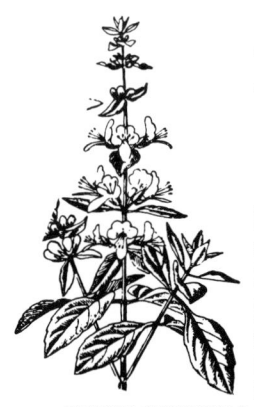

OCIMUM BASILICUM L.

Das Basilikum stammt aus Indien, wo es als Zauberkraut angesehen wurde. Im 12. Jahrhundert kam es nach Europa. Seitdem wird es in unseren Gärten gepflanzt, speziell in Südfrankreich, wo man es »Pistou« nennt.

Das Basilikum ist eine kleine buschartige Jahrespflanze, die eine Höhe von 20 bis 45 cm erreicht. Es hat längliche Blätter und in kleinen Ähren angeordnete weiße oder rosafarbene Blüten.

Seine Ernte erfolgt hauptsächlich zu Beginn der Blütezeit in den Monaten Juli und August.

HEILENDE WIRKUNGEN BEI INNERLICHER ANWENDUNG:

Die beruhigende Wirkung des Basilikum wird im allgemeinen zur Linderung von Magenkrämpfen und zur Förderung der Magentätigkeit empfohlen. Ein Aufguß (1 Fingerspitze pro Tasse) hilft in gleicher Weise bei Migräne wie bei nervösen Kopfschmerzen. Er ist besonders zu empfehlen in allen Fällen, bei denen Beruhigungsmittel angebracht sind, bei Schlaflosigkeit, Angstgefühlen, Nervosität, geistiger Überanstrengung und Schwindel.

HEILENDE WIRKUNGEN BEI ÄUSSERLICHER ANWENDUNG:

Bei Wespenstichen legt man Basilikumblätter auf. Die feingemahlenen, trockenen Blätter sind auch angenehm zum Einatmen und sie helfen, den Geruchssinn nach chronischem Schnupfen wieder zu bekommen.

Ein Absudkonzentrat (4 Fingerspitzen pro Liter Wasser) verwendet man als Mundbad gegen Aphten.

Bei Schlaflosigkeit, Angstgefühl, Nervosität und Schwindel: 2 Fingerspitzen Basilikum mit 2 Fingerspitzen Orangenknospen. Zum Stimulieren der Verdauung: 2 Fingerspitzen Basilikum und 2 Fingerspitzen Anis.
Zum Beruhigen von Magenkrämpfen: 2 Fingerspitzen Basilikum, 1 Fingerspitze Majoran, 1 Fingerspitze Linde.

ZUR VERWENDUNG IN DER KÜCHE:

Basilikum ist ein ausgezeichnetes Gewürz. In Südfrankreich wird es oft in Suppen verwendet. Die Pistou-Suppe ist eine der berühmtesten Spezialitäten in Südfrankreich. Hähnchen, Hase und Ente mit Basilikum sind ebenfalls schmackhafte Gerichte. Man verwendet Basilikum frisch und gehackt für Rohkostplatten und Salate.

FÜR DIE SCHÖNHEIT:

Um die Spannkraft Ihrer Haut zu erhöhen und um sie vor dem Verwelken zu bewahren, genauso wie Hals und Arme, verwenden Sie folgendes Öl: In ½ Liter reinem Olivenöl lassen Sie 3 bis 4 Tage lang 1 Handvoll Blütenspitzen oder Basilikumblätter einweichen. ½ Stunde nach dem Auftragen waschen Sie dann mit Orangenknospenwasser ab.
Jeden Abend eine Mischung von Basilikum, Salbei, Orangenknospen und Kamille als Aufguß getrunken und als Lotion auf der Haut aufgetragen, läßt Sie am nächsten Tag mit einem frischen und entspannten Gesicht aufwachen.

Das Bohnenkraut

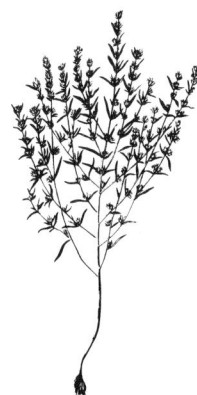

SATUREIA
HORTENSIS L.

Das Bohnenkraut ist eine kleine Gewürzpflanze und seit der Antike durch ihre Wirksamkeit als Heilpflanze sehr hoch geschätzt. Zwei Arten werden in gleicher Weise verwendet: Das Garten-Bohnenkraut, eine einjährige, kleinbuschige Pflanze mit blasser Farbe, und dann das Gebirgs-Bohnenkraut, ein kleiner, langlebiger, teilweise holzartiger Strauch mit lebendigen Farben und mit größeren Blättern. Das Bohnenkraut wächst im Süden Europas bis hinauf ins Mittelgebirge. Das langlebige Bohnenkraut findet man auf Felsen und trockenen Abhängen, während das Garten-Bohnenkraut den sandigen Boden liebt.
Die ganze Pflanze verbreitet einen aromatischen Geruch. Man verwendet die Pflanze ebenso wie die Blüten.
Erntezeit: zu Beginn des Sommers.

HEILENDE WIRKUNGEN BEI INNERLICHER ANWENDUNG:

Durch seine verdauungsfördernden und krampfstillenden Eigenschaften verschafft das Bohnenkraut Erleichterung bei schlechter Verdauung, bei Magenkrämpfen, nervösen Zusammenziehungen und bei Darmblähungen.
Da es die Spannkraft erhöht und anregend ist, wirkt es vor allem bei sexueller Schwäche sowie bei geistiger Ermüdung.
Seine wurmabtreibende Wirkung kann sehr nützlich sein (am Morgen nüchtern eine Tasse eines konzentrierten Aufgusses).

Man verwendet das Bohnenkraut auch gegen Husten und Asthmaanfälle.

Aufguß: 2 Fingerspitzen Bohnenkraut für 1 Tasse mit kochendem Wasser, 10 Minuten ziehen lassen, täglich 3 Tassen trinken.

HEILENDE WIRKUNGEN BEI ÄUSSERLICHER ANWENDUNG:

Eine Kompresse auf Insektenstichen läßt die Geschwulst zurückgehen und lindert den Schmerz.

Absud: Eine Handvoll für einen Liter Wasser. Ein starker Absud in einem Vollbad lindert die Rheumaschmerzen, entspannt bei Nervosität und regt rachitische Kinder an.

Um Halsschmerzen zu lindern, sollte man mit einem starken Absud von Bohnenkraut gurgeln.

BESONDERE EMPFEHLUNG:

Im Falle von Impotenz morgens und abends 40 Tage lang einen Aufguß wie folgt trinken:

6 Fingerspitzen Bohnenkraut, 2 Fingerspitzen Rosmarin, 2 Fingerspitzen Minze und 2 Fingerspitzen Orangenknospen; danach an den drei folgenden Tagen in einer Kaffeeschale mit kochendem Wasser 9 Fingerspitzen Bohnenkraut.

Im Falle geistiger Ermüdung morgens abwechselnd einen Aufguß wie folgt trinken:

2 Fingerspitzen Bohnenkraut, 2 Fingerspitzen Minze bzw. 2 Fingerspitzen Lavendel, 1 Fingerspitze Thymian, 1 Fingerspitze Rosmarin.

ZUR VERWENDUNG IN DER KÜCHE:

Bohnenkraut gibt verschiedenen Fleischsorten, Ragout und Frikassee einen originellen Geschmack. Als Beigabe zu Wild ist es wertvoll wegen seines Aromas und gleicherweise wegen seiner Gegengiftwirkung. Bohnenkraut ist als Gewürz unentbehrlich für Platten mit kleinen Erbsen, Kartoffeln und Bohnen, weil es zu einer leichten Verdauung beiträgt.

Mayonnaisen, Salaten und auch der Tomatensoße gibt es einen angenehmen Geschmack.

FÜR DIE SCHÖNHEIT:

Ein Aufguß von Bohnenkraut mit Thymian und Malve (2 Fingerspitzen von jeder Pflanze) morgens und abends getrunken, gibt der empfindlichen und ausgetrockneten Haut wieder ihre Frische zurück.

Ein Aufguß von Bohnenkraut kalt auf die Haut gesprüht, erhöht deren Spannkraft. Als lauwarme Kompresse entspannt Bohnenkraut die durch Müdigkeit verkrampften Gesichtszüge.

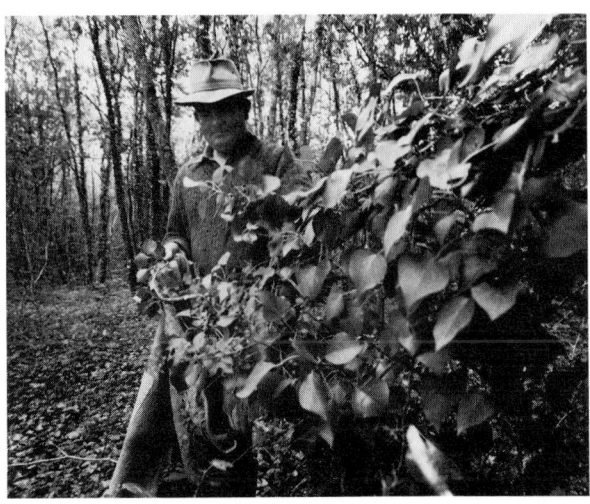

Im Dep. Gers: Die Kräuter werden zu bestimmter Jahres-, Tages- und Uhrzeit geerntet, wenn ihre Kraft in Wurzeln, Stengeln, Blättern oder Blüten am stärksten ist.

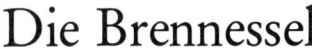

Die Brennessel

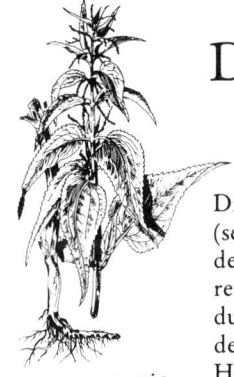

URTICA DIOICÁ L.

Die richtigen Brennesseln erkennt man (selbst bei Nacht) durch die brennenden Stiche, die sie einem beim Berühren beibringen. Diese Stiche werden durch die Härchen hervorgerufen, mit denen die Blätter bedeckt sind. Die Härchen sind mit einer Säuresubstanz gefüllt und erzeugen ein Brennen beim Eindringen in die Oberhaut.

Die Brennessel ist eine krautartige, einjährige, lebhaft wachsende Pflanze mit sich gegenüberstehenden Blättern und mit grünlichen Blüten, die traubenförmig angeordnet sind und abgerundete Köpfe haben.

Man verwendet vor allem die große und die kleine Brennessel (für Botaniker: Urtica dioica oder Urtica ureus).

Sie sind in ganz Frankreich und in Europa verbreitet, wuchern im Schutt, in den von den Menschen verlassenen Gegenden und an den Straßenrändern. Die große Brennessel, die am meisten bekannt ist, »verfolgt« den Menschen überall und war schon in vorgeschichtlicher Zeit vorhanden. Alle echten Brennesseln haben dieselben medizinischen Eigenschaften. Man verwendet die Blätter und die Wurzeln frisch oder getrocknet. Sie werden bevorzugt im Frühjahr geerntet.

HEILENDE WIRKUNGEN BEI INNERLICHER ANWENDUNG:

Durch ihren Reichtum an Chlorophyll, an Eisen und an blutbildenden Vitaminen ist die Brennessel ein generell empfehlenswertes Kräftigungsmittel im Fall von Anämie, allgemeiner Schwäche, beständiger, schlechter Laune, ferner während der Schwangerschaft oder bei einer langen

17

Genesungszeit. Da die Brennessel das Blut reinigt und regeneriert, ist sie besonders angesehen als Mittel gegen hartnäckige Hautkrankheiten wie Flechten und Ekzeme. Als Anregungsmittel für die Sekretion der Verdauungsorgane vermag sie das Schweregefühl des Magens und seine Krämpfe zu beseitigen. Die Wirkung der Brennessel ist spürbar bei Wassersucht und Rheumatismus. Da sie harntreibend ist, fördert sie die Ausscheidung der Harnsäure. Nicht zuletzt wird sie auch mit Erfolg verwendet bei Durchfall, Darmentzündung, Bluterguß, zu starker Monatsblutung, Blutspucken, Hämorrhoiden, chronischem Nasenbluten.

Absud: 1 Handvoll Blätter auf 1 Liter Wasser, 3 Minuten kochen lassen, 10 Minuten ziehen lassen, 1 Tasse vor den Mahlzeiten.

Saft aus frischen, gut gewaschenen Pflanzen: Täglich 1 Glas in kleinen Mengen einnehmen (gegen Bluterguß und Durchfall).

Brennessel-Sirup: 1 Teil frischgekochten Saftes, 1 Teil Zucker, bis zur Sirup-Festigkeit einkochen lassen. Täglich ½ Glas in kleinen Mengen zwischen den Mahlzeiten einnehmen.

HEILENDE WIRKUNGEN BEI ÄUSSERLICHER ANWENDUNG:

Wenn Sie den Saft von frischen Pflanzen auf einen Wattebausch träufeln und diesen in die Nasenlöcher einführen, bringen Sie damit das Nasenbluten zum Stillstand.

Frischen Saft oder einen Absud (1 Handvoll für ½ Liter Wasser) verwendet man zum Gurgeln gegen Mundfäule (Aphten), Mundpilz und gegen Entzündungen von Zahnfleisch. Als äußerst wirksam erweist sich eine Behandlung mit Brennesseln, um das Liebesverlangen wieder zu entfachen oder um einen starken Rheumatismus zu bekämpfen, indem man jeden Tag die entsprechenden Stellen mit frischen Brennesseln schlägt.

Bei Durchfall: 2 Fingerspitzen Brennesselblätter, Melisse, Salbei, Minze.

Zum Überwinden großer Müdigkeit: 1 Kaffeelöffel Wacholderbeeren, 1 Fingerspitze Melisse, 2 Fingerspitzen Brennessel, 2 Fingerspitzen Rosmarin auf 1 Liter Wasser. 2 bis 3 Tassen täglich trinken.

ZUR VERWENDUNG IN DER KÜCHE:

Die Brennessel, die schon in frühen Zeiten als Gemüse bekannt war, wird noch in einigen Teilen Deutschlands, Italiens und Frankreichs verzehrt. Die jungen Pflanzen ißt man ungekocht als Salat oder gekocht in einer dadurch sehr würzigen Suppe. Die großen Blätter, die man mit Handschuhen pflückt, werden wie Spinat gekocht, entweder für sich allein oder mit Sauerampfer oder auch gewürzt mit Zwiebeln. Die Vorzüge der Brennessel werden meist verkannt, sie ergeben aber schmackhafte, gesunde und kräftige Gerichte.

FÜR DIE SCHÖNHEIT:

Die Brennessel ist eine gute Pflanze für die Schönheitspflege. Hier ihre Geheimnisse: Als Absud (1 Handvoll von Stiel und Blättern in ½ Liter Wasser kochen lassen, morgens in kleinen Schlucken trinken) entspannt sie die durch eine schlaflose Nacht angespannten Gesichtszüge. Empfindliche und trockene Haut pflegt man mit kalten Kompressen aus einem leichten Aufguß von jungen Pflanzen samt ihren Blättern (3 Fingerspitzen in eine Kaffeeschale kochendes Wasser).

Damit die Hände weiß bleiben, jeden Abend mit Brennesselwein nach folgendem Rezept waschen: ½ Handvoll gut geschnittener Wurzeln 10 Minuten in 1 Liter Weißwein kochen lassen, 1 Glas Weinessig dazu tun und ebenfalls kochen lassen.

Außerdem belebt die Brennessel den Haarwuchs, bekämpft den Haarausfall und bringt die Schuppen zum Verschwinden. Für helles Haar ist ein Aufguß von Wurzeln vorzüglich geeignet: 1 Handvoll Wurzeln und 1 Handvoll Majoran 14 Tage lang in 1 Liter Branntwein oder Rum einweichen und in der Sonne stehen lassen. Braune Haare kann man ohne Sorgen mit einem Aufguß aus trockenen Blättern einreiben: 1 Handvoll Blätter in ¼ Liter Fruchtessig gut heiß 20 Minuten ziehen lassen.

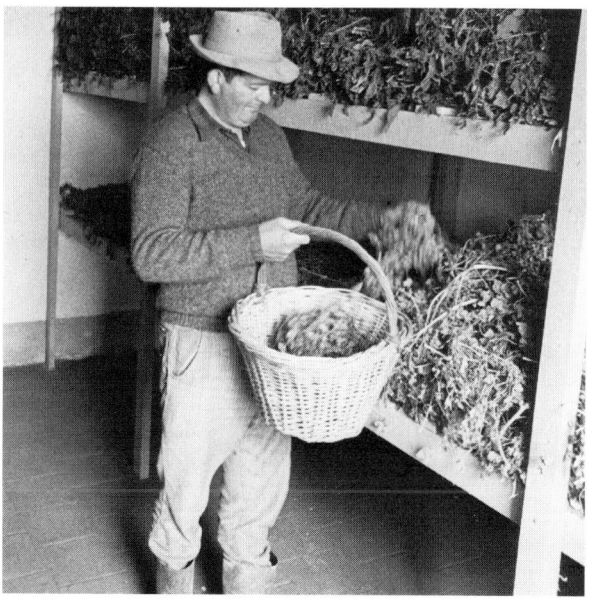

Im Trockenhaus von Gavarret: Das Trocknen ist der wichtigste Vorgang. Dabei wird die Wirkung der Pflanzen konserviert. Das Trocknen muß im Schatten, an einem luftigen, aber nicht zugigen Ort und geschützt vor Insekten vor sich gehen.

Das Eisenkraut

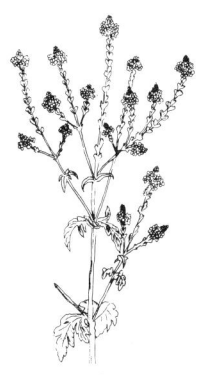

VERBENA OFFICINALIS L.

Das offizinelle Eisenkraut, auch »Hexenkraut«, »Heiligkraut«, »Zauberkraut« genannt, war eine der heiligen Pflanzen der Gallier.

Es ist eine unscheinbare Pflanze mit einem mageren, geraden, steifen Stiel von 30 bis 75 cm Länge, auf dem in Abständen einige armselige, unregelmäßig gezackte Blätter sowie einige steife und dünne Zweige wachsen, die in einer Ähre kleine lilafarbige Blüten tragen, kaum zu erkennen und so geruchlos wie der Rest der Pflanze.

Das Eisenkraut ist aber recht lebenskräftig und wächst an Straßenrändern, Abhängen, auf Schutthalden, alten Mauern und auf trockenem Gelände.

Die günstigen Erntemonate sind der Juli und August.

HEILENDE WIRKUNGEN BEI INNERLICHER ANWENDUNG:

Das Eisenkraut ist vor allem appetitanregend und verdauungsfördernd. Es regt die Tätigkeit des Magens an und wirkt gegen Schwindelgefühle, Migräne und gegen die durch eine schlechte Verdauung verursachte Schläfrigkeit.

Aufguß: 1 Fingerspitze auf 1 Tasse kochendes Wasser, 3mal täglich nach jeder Mahlzeit trinken.

Es hat auch die Eigenschaft, die weiblichen Geschlechtsorgane anzuregen und die Milchabsonderung deutlich feststellbar zu vermehren. Auch für eine leichtere Entbindung ist es sehr zu empfehlen und als Abhilfe gegen eine unzureichende Milchproduktion.

Aufguß: 2 bis 3 Fingerspitzen auf 1 Tasse, 3mal täglich trinken.

Ein Absud (5 Fingerspitzen für 1 Liter Wasser) ist als Kompresse zur Linderung von Schmerzen bei Verrenkungen, Verstauchungen, Prellungen und Quetschungen angebracht.

Breiumschläge aus frischen, in Essig gekochten Pflanzen beruhigen bei Gesichtsneuralgien, bei Seitenstechen und bei rheumatischen Schmerzen, und sie verringern außerdem die Gefahr von Blutgerinnseln nach Schlägen und Stürzen.

BESONDERE EMPFEHLUNG:

Als Mittel gegen Depressionen: 2 Fingerspitzen Eisenkraut und je 1 Fingerspitze Basilikum, Orangenknospen, Linde und Salbei als Aufguß jeden Abend vor dem Schlafengehen trinken.

FÜR DIE SCHÖNHEIT:

Zum Entspannen der durch eine Migräne oder durch Neuralgien verkrampften Gesichtszüge legen Sie auf die Stirn eine Kompresse, die Sie in einem sehr starken Absud aus Eisenkraut getränkt haben.

Citronellkraut
oder südamerikanisches
Eisenkraut

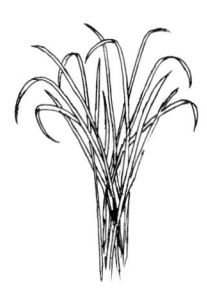

Dieser Strauch, auch »Zitronen-Eisen-kraut« genannt, stammt aus Südamerika und hat sich im Süden von Frankreich akklimatisiert. Anderswo wächst er im Garten oder als Zimmerpflanze. Sein langer Stiel trägt von Juli bis September kleine, zarte, violette Blüten. Seine großen, rauhen, länglich-schmalen, ungezackten und unbehaarten Blätter sind gruppenweise zu drei um den Stiel herum angeordnet und riechen betäubend nach Zitronen, wenn man sie zerreibt. Hier geht es um jene getrockneten Blätter, die unter dem Namen »Eisenkraut« im Handel verkauft werden, und nicht um die des offizinellen Eisenkrautes.

HEILWIRKUNGEN:

Die Blätter stellen ein vorzügliches und wirksames Mittel dar gegen schlechte Verdauung, meist in Verbindung mit Magenschmerzen, gegen Bildung von Darmgasen und gegen Migräne. Man verwendet sie auch bei Schwindelgefühlen, Herzklopfen, Ohrensausen, Husten und bei nervöser Erschöpfung. Wenn ein Absud aus Citronellkraut regelmäßig getrunken wird, fördert das die Funktionen der Haut.

Aufguß: 2 bis 3 Blätter auf 1 Tasse kochendes Wasser, nach den Mahlzeiten trinken.

BESONDERE EMPFEHLUNG:

Zum Würzen von geschmacklosem Tee 1 Blatt des Citronellkrautes beigeben.

Um zu reichhaltige Mahlzeiten besser zu verdauen, nehmen Sie das Citronellkraut als Getränk.

Bei Verdauungsstörungen: 1 Fingerspitze Citronellkraut, 2 Fingerspitzen Melisse.

FÜR IHRE SCHÖNHEIT:

Der Extrakt des Citronellkrautes wird bei der Parfümherstellung als Fixiermittel verwendet. Sie können das Citronellkraut auch zur Geruchsverbesserung einer Salbe verwenden.

Rezept: 1 Handvoll Blüten und Blätter des Citronellkrautes mit 500 g Schweineschmalz* mischen, im Wasserbad 24 Stunden lang flüssig halten und dann filtern.

* siehe Abschnitt »Erläuterungen«

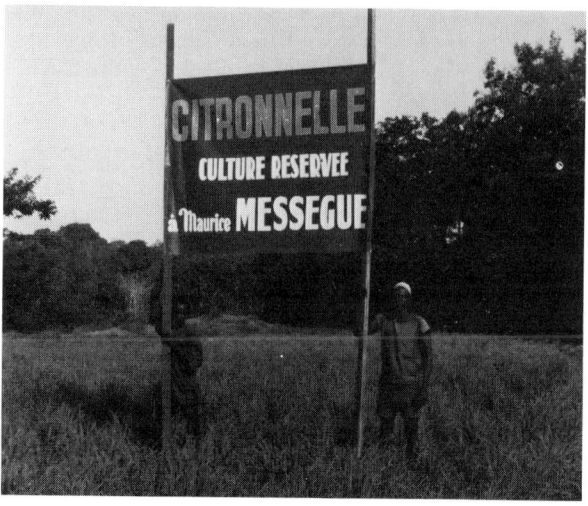

Citronellkraut: Auf Martinique gedeiht diese wichtige Pflanze am besten.

Der Enzian

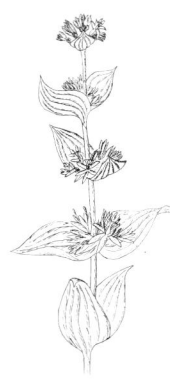

GENTIANA LUTEA

Man kennt mehrere hundert Arten des Enzian, aber nur zwanzig davon wachsen in Europa. Sein Name kommt von Gentius, dem König von Illyrien (im heutigen Jugoslawien), der seine Heilkräfte bekannt gemacht hatte. Der gelbe Enzian ist einer der schönsten. Er wächst nur im Gebirge, wird oft über einen Meter hoch und hat große ovale, gegenständige Blätter, die den Tau wie ein Brunnenbecken sammeln. Seine Blüten in der Form eines fünfstrahligen Goldsterns sind in einer großen Menge am Saum der Krone angeordnet. Verwechseln Sie den Enzian nicht mit seinem gewöhnlichen Nachbarn auf den Almen, dem giftigen Germer (Veratrum album), der die gleiche stolze Krone besitzt, sich aber durch seine abwechselnd stehenden, unten stärker behaarten Blätter von ihm unterscheidet.

Man verwendet vor allem die Wurzel des Enzian. Sie ist so dick wie eine Faust. Aber man muß wissen, daß die Pflanze erst nach 10 oder 15 Jahren des Wachsens blüht, daß sie 60 Jahre alt werden kann und nur alle vier bis acht Jahre einen neuen Blütenstiel hervorbringt. Es wäre sehr angebracht, sie vor dem Ausrotten zu bewahren.

HEILENDE WIRKUNGEN BEI INNERLICHER ANWENDUNG:

Die Enzianwurzel regt im allgemeinen die Verdauungstätigkeit an. Man verwendet sie auch gegen Beschwerden der Leber und des Darmes sowie gegen Darmschmarotzer. Sie ist auch sehr wirksam gegen Fieber und sie erleichtert das Ausscheiden des Harns.

Es gibt folgende Anwendungsmöglichkeiten: 1. Aufguß, 2. Absud. In diesem Fall läßt man für eine Tasse ein Stück Wurzel in Nußgröße fünf Minuten lang kochen. 3. Kaltwasserauszug oder Mazeration. Während einer Nacht 15 bis 20 Gramm der Wurzel in einem Liter Wasser einweichen.

HEILENDE WIRKUNGEN BEI ÄUSSERLICHER ANWENDUNG:

Bei schlechter Verdauung lassen Sie 100 Gramm Wurzeln in einem Liter heißem Wasser ziehen und legen dann die Mischung als Kompresse auf den Bauch.

BESONDERE EMPFEHLUNG:

Alle, die an Leber- und Darmbeschwerden, an Darmschmarotzern und ganz allgemein an einer schlechten Verdauung leiden, trinken einmal täglich einen Aufguß folgender Mischung auf 1 Tasse Wasser: 1 zerkleinerte Enzianwurzel von Nußgröße, 2 Fingerspitzen Rosmarin, 2 Blütenköpfe Kamille, 2 Fingerspitzen Eisenkraut.

Zum Bekämpfen des Fiebers und zum Erleichtern des Wasserlassens morgens nüchtern 1 Tasse Absud oder Kaltwasserauszug von Enzianwurzeln trinken.

FÜR DIE SCHÖNHEIT:

Der Enzian ist besonders für die fette Haut zu empfehlen. Eine warme Kompresse aus Enzianextrakt zieht die Poren zusammen und ermöglicht das Bekämpfen von Mitessern. Ein Absud belebt die erschlaffte Haut und reduziert bei Neigung zu starken roten Flecken den Blutandrang.

ANMERKUNG:

Bei innerlicher Anwendung sollten Sie beachten, daß eine zu starke Dosis auch Erbrechen verursachen kann.

Die wilde Erdbeere

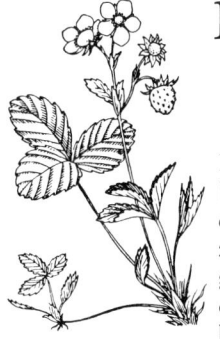

Die wilde Erdbeere ist eine kleine, lebenskräftige, niedrige Pflanze, die sich durch Schößlinge ausbreitet. Sie hat gezähmte, dreilappige Blätter mit einer geäderten Oberfläche, die ein leuchtendes Grün zeigt, während die Unterseite bleich und behaart ist. Die Blüten sind gelblich-weiß, manchmal rosa, mit fünf

FRAGARIA VESCA L.

Blütenblättern. Es ist kaum nötig, ihre kleinen, länglichen und roten Früchte zu beschreiben. Die wilde Erdbeere wächst häufig in etwas dichten Wäldern, in der Nähe von Hecken und Büschen und auf Böschungen.

Die gepflanzten Erdbeeren haben nicht die gleichen Eigenschaften wie die wilden Erdbeeren.

HEILENDE WIRKUNGEN BEI INNERLICHER ANWENDUNG:

Der Aufguß von jungen Blättern ist harntreibend und empfehlenswert für Rheumatiker und Gichtkranke sowie bei verschiedenen Entzündungen der Leber, der Nieren und der Harnblase (3 Finger für 1 Schale kochendes Wasser).

Der Absud von Wurzeln (1 gefüllter Suppenlöffel auf 1 Liter Wasser) oder von frischen Blättern (1 kleine Handvoll auf 1 Liter Wasser) ist wegen seiner zusammenziehenden Kräfte wirkungsvoll bei Durchfall und bei unregelmäßiger Darmfunktion.

Wer an Blutarmut, Tuberkulose, Gicht, Verstopfung oder erhöhten Blutdruck zu leiden hat, macht eine Monatskur mit 300 bis 500 g Erdbeeren täglich, die nüchtern am Morgen oder nach der Verdauung gegessen werden.

Als nützlich erweist sich ein Absud aus Blättern und Wurzeln zum Gurgeln bei Angina (5 Fingerspitzen auf 1 Liter Wasser). Zum Vorbeugen gegen Frostbeulen tragen Sie einen dicken Breiumschlag von Erdbeeren auf.

BESONDERE EMPFEHLUNG:

Verwenden Sie in gleicher Weise, nicht nur bei Nierenkrankheiten, einen Aufguß aus folgender Zusammensetzung gegen Ekzeme und Hämmorhoiden: Wilde Erdbeeren, Linde, Kamille, Lavendel, Thymian (2 Fingerspitzen von jeder Pflanze) 2mal täglich nach den Mahlzeiten.

ZUR VERWENDUNG IN DER KÜCHE:

Vergessen Sie nicht, daß diese erste Frucht des Jahres, die so reich an Vitamin C und an Mineralsalzen ist, auch am längsten zur Verfügung steht, da man diese Früchte von Juni bis September findet.
Die leicht in der Sonne getrockneten Blätter ergeben ein dem Tee entsprechendes angenehmes Getränk.

FÜR DIE SCHÖNHEIT:

Die Erdbeere wirkt ausgezeichnet gegen die Couperose (Kupferausschlag) und gegen Gesichtsrötungen. Außerdem hilft sie mit, Sommersprossen abzuschwächen. Für eine Schönheitsmaske legen Sie auf Ihr abgeschminktes Gesicht zwischen 2 Tüchern einige zermahlene Früchte, entweder gemischt mit Eiweiß bei fetter Haut, oder gemischt mit Mandelöl bei trockener Haut. Reinigen Sie die Haut nach 10 Minuten mit Rosenwasser. Bei empfindlicher Haut können nur wilde Erdbeeren verwendet werden.

Der Eukalyptus

Der Eukalyptus oder blaue Gummibaum stammt aus Tasmanien, einer Insel im Südosten Australiens, und wurde 1860 ins Mittelmeergebiet eingeführt. Am meisten verbreitet von allen Arten ist der kugelförmige Eukalyptus (Eucalyptus globulus), der als einziger bei uns verwendet wird. In unseren Regionen erreicht er lediglich eine Höhe von 30 bis 35 Meter, während er im Ursprungsland 100 Meter erreicht.

EUCALYPTUS GLOBULUS

Seine lanzenförmigen, hochkantig gestellten Blätter sind ebenso bekannt wie seine eigentümlichen Blüten, die wie eine Monstranz aussehen, und deren deckelförmige Blütenkrone sich zur Blütezeit löst. Sein betäubender, sehr aromatischer Geruch ist charakteristisch. Man verwendet nur die älteren Blätter mit den meisten wirksamen Bestandteilen, darunter das kräftige Eukalyptol.

HEILENDE WIRKUNG BEI INNERLICHER ANWENDUNG:

Die Eukalyptusblätter sind besonders wirksam gegen anhaltendes Fieber, Asthma, Bronchitis, Angina und Husten. Ebenso wirksam sind sie gegen Störungen des Verdauungstraktes und gegen Beschwerden der Harnwege. Nicht zuletzt verringern sie den Zuckeranteil im Blut.

Bei Bronchitis und Asthma: zwei- bis dreimal täglich ein Aufguß für eine Tasse Wasser aus 3 Fingerspitzen Eukalyptusblätter, 3 Fingerspitzen Ysop, 2 Fingerspitzen Thymian, je 1 Fingerspitze Rosmarin, Lavendel, Quendel.

Für Diabetiker: einmal täglich ein Aufguß für 1 Tasse Wasser aus je 2 Fingerspitzen Olivenblätter, Eukalyptusblätter, Brennessel, Salbei.

Hand-, Fuß- oder Sitzbäder mit einer halben Handvoll von zerkleinerten Eukalyptusblättern auf einen Liter Wasser bringen Blutergüsse zum Stillstand, kräftigen das Nervensystem und beruhigen bei Migräne. Durch das Kauen von Eukalyptusblättern können Sie Munderkrankungen erfolgreich behandeln.

Für Verbände, Waschungen, Spülungen kann man Eukalyptusblätter, eine halbe Handvoll auf einen Liter Wasser, zum Behandeln von Wunden, bei Ausfluß der Ohren, bei Infektionen der Nase und bei Entzündungen der Scheide und des Mastdarms verwenden.

BESONDERE EMPFEHLUNGEN:

Gegen Asthma, Bronchitis, Angina, Husten und Beschwerden der Atmungswege drei- bis fünfmal täglich Inhalationen zur intensiven Behandlung, und nach einigen Tagen nur noch zwei Inhalationen. Gegen Störungen des Verdauungstraktes und gegen Harnbeschwerden drei- bis viermal täglich ein Aufguß aus einer halben Handvoll zerkleinerter Eukalyptusblätter in einem Liter Wasser.

FÜR DIE SCHÖNHEIT:

Mit einem kalten Aufguß von pulverisierten Eukalyptusblättern wird die Oberhaut wieder gefestigt und das Vernarben von geschädigter Haut wird beschleunigt.

Nach dem Zähneputzen ist zum Desinfizieren des Mundes ein sorgfältiges Spülen mit einem Absud von Eukalyptus zu empfehlen. Eukalyptusbäder regen den Kreislauf an.

ANMERKUNG:

Zuviel Eukalyptus kann zum Gift werden. Unterbrechen Sie daher beim geringsten Unwohlsein (Kopfschmerzen, Schwindel etc.) bei einer Anwendung jede Behandlung.

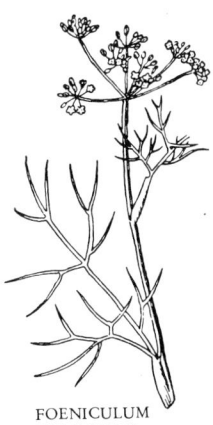

Der Fenchel

Der milde oder gewöhnliche Fenchel ist eine Pflanze, die eine Höhe von 1–2 Metern erreichen kann. Die Blätter sind fein gegliedert und stark gezackt. Die Blüten sind sehr klein, leuchtend gelb und doldenförmig angeordnet. Auch die Früchte sind klein und haben eine Form wie ein längliches Ei. Man verwendet die ganze Pflanze: Wurzel, Blätter und Samenkörner.

FOENICULUM
VULGARE M.

HEILENDE WIRKUNGEN BEI INNERLICHER ANWENDUNG:

1. Die Samenkörner:
Ein Aufguß von Samenkörnern ist geeignet gegen Magenschmerzen, Luftschlucken, schlechte Verdauung, Darmträgheit, Appetitlosigkeit, Würmer.
Aufguß: 1 Kaffeelöffel voll für 1 Tasse, 10 Minuten ziehen lassen, 2 bis 3mal täglich nach den Mahlzeiten trinken.
Man benutzt ihn auch, um die Milchsekretion hervorzurufen (1 Kaffeelöffel für 1 Tasse) oder die Menstruation zu regulieren (2 Kaffeelöffel für 1 Tasse). Zur Linderung von Asthma oder Husten nehmen Sie Honig in den normalen Aufguß.
Zum Schutz vor einer Grippe empfiehlt sich das Kauen der Samenkörner.

2. Die Wurzel:
Ein Aufguß von vorzugsweise frischen Wurzeln wirkt harntreibend (1 Suppenlöffel auf 1 Tasse, 15 Minuten ziehen lassen) und hilft auch bei der Behandlung von Rheuma, ferner bei Störungen der Gallenblase und bei verschie-

denen Krankheiten der Nieren und der Harnblase.
Ein vor dem Essen getrunkener Aufguß ist appetitanregend.

HEILENDE WIRKUNGEN BEI ÄUSSERLICHER ANWENDUNG:

Der Absud der Samenkörner (2 Suppenlöffel auf 1 Liter Wasser, 5 Minuten lang kochen lassen) beruhigt Augen- und Bindehautentzündungen, wobei sowohl Kompressen als auch Kopfdampfbäder (Kopf unter einem Handtuch über der heißen Flüssigkeit) in Frage kommen.
Kopfschmerzen und chronische Migräne bekämpfen Sie, wenn Sie täglich ein mit diesem Absud angefeuchtetes Tuch auf die Stirn legen.
Umschläge aus einem Brei von frischen, zerkleinerten Blättern lösen die Stauungen in den Brüsten und bringen Geschwülste zum Abschwellen. Unruhige Kinder werden mit Umschlägen auf der Stirn beruhigt und bekommen wieder Schlaf.

BESONDERE EMPFEHLUNG:

Bei Fettleibigkeit aufgrund von Angstzuständen: jeden Abend einen Aufguß aus Fenchel, Majoran, Minze (2 Fingerspitzen von jeder Pflanze) trinken.
Zum Vertreiben der Darmgase oder zur Erleichterung der Verdauung nehmen Sie zu gleichen Teilen einen Aufguß von Fenchelkörnern, Anis, Minze, Bohnenkraut und Kamille.

ZUR VERWENDUNG IN DER KÜCHE:

Die Fenchelkörner geben dem Fleisch, den Suppen und dem Käse und sogar dem Sauerkraut einen feinen Geschmack. Die kleingehackten Blätter verleihen den Salaten ein pikantes Aroma und machen bestimmte schwerverdauliche Speisen (Bohnen, dicke Bohnen) leichter verdaulich. Die getrockneten Pflanzen ergeben einen außergewöhnlichen Duft bei gegrilltem Fisch.

Um Schwellungen eines Knöchels, der Schenkel oder der Augenlider zu bekämpfen, und um sich eine jugendliche Erscheinung zu erhalten, einen Aufguß zubereiten aus jeweils 2 Fingerspitzen Fenchelwurzeln, Quendel und wilder Selleriewurzel (oder Aniskörnern). Unterstützen Sie diese Behandlung mit Vollbädern, wobei Sie in das Badewasser einen Absud von Fenchel schütten (1 Handvoll Blätter und Wurzeln für 1 Liter Wasser), deren abschwellende Wirkung ein bemerkenswert befreiendes Gefühl hervorrufen wird.

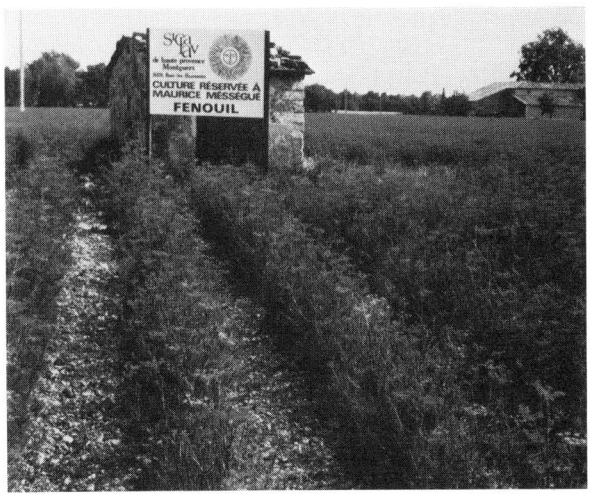

Auf den Kräuterpflanzungen von Mességué werden weder Kunstdünger noch Unkraut- oder Insektenvertilgungsmittel verwendet.

Das Heidekraut

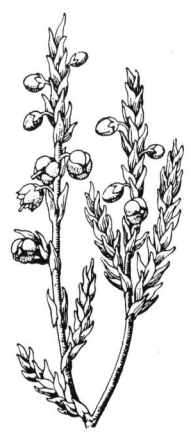

CALLUNA VULGARIS

Im Französischen unterscheidet man unter der Bezeichnung Heidekraut zwei Gruppen von Sträuchern. Das »falsche Heidekraut«, auch »Besenheide« genannt, das am meisten verwendet wird, erkennt man an seinen kleinen, rosafarbenen, manchmal weißen Blüten, die bei voller Blüte stark ausgeschnitten sind. Die Blüten der anderen Heidekrautarten sind glockenförmig und mehr oder weniger lang.

Das Heidekraut gedeiht in der Landschaft am Atlantik und blüht im Sommer und im Herbst. Vorzugsweise sollte man es zu Beginn der Blütezeit ernten.

HEILENDE WIRKUNGEN BEI INNERLICHER ANWENDUNG:

Ein Absud von Heidekrautblüten ergibt ein starkes, harntreibendes, antiseptisches und schmerzstillendes Mittel für die Harnwege. Man soll ihn trinken im Falle von Nierenkoliken und -steinen, bei Eiweißüberschuß im Harn sowie bei Harnblasenentzündung (bei chronischer oder bei Prostataerkrankungen).

Als Blutreinigungsmittel sorgt ein solcher Absud für das Ausscheiden der schädlichen Rückstände im Körper. Er ist besonders für Rheumatiker und alle die zu empfehlen, die eine zu reichhaltige Nahrung zu sich nehmen.

Absud: 1 Handvoll Heidekraut auf 1 Liter Wasser, ⅓ einkochen lassen und innerhalb von 24 Stunden trinken.

Das Heidekraut ist auch ein guter Appetitanreger (1 Tasse vor den Mahlzeiten).

Um die Spannkraft Ihrer Muskeln wieder in Form zu bringen, schütten Sie in Ihr heißes Bad einen Absud von Heidekraut (5 Hände voll Heidekrautpflanzen auf 3 Liter Wasser). Ein solches regelmäßiges Bad verschafft Ihnen Erleichterung bei Gicht und Rheuma.

Auf schmerzende Gelenke (Gicht) legen Sie eine Kompresse aus einem Brei von Heidekrautblüten.

BESONDERE EMPFEHLUNG:

Gegen alle Infektionen der Harnwege und speziell der Prostata: 3 Fingerspitzen Heidekrautblüten, 2 Fingerspitzen Lindensplint, 2 Fingerspitzen Thymian, jeden Abend als Aufguß trinken.

Um wieder Appetit zu gewinnen: 2 Fingerspitzen Heidekrautblüten, 1 Fingerspitze Salbei, 1 Fingerspitze Kamille als Aufguß abends und vor den Mahlzeiten trinken.

FÜR DIE SCHÖNHEIT:

Mit einem Absud aus Heidekrautblüten vermögen Sie Sommersprossen zu bleichen, Flechten zu heilen und rote Flecken zum Abklingen bringen (5 Fingerspitzen auf ½ Liter weiches oder Regenwasser).

Um die Haut zu entwässern und ihr wieder Spannkraft zu geben, massieren Sie jeden Abend mit folgendem Öl: ½ Liter reines Olivenöl, in welchem Sie 5 Fingerspitzen Heidekrautblüten 15 Tage lang einweichen. Dann filtern und luftdicht aufbewahren.

Die Kamille

CHAMOMILLA
ROMANA

Es gibt verschiedene Arten von Kamille. Hier handelt es sich um die römische oder edle Kamille. Diese ausdauernde Pflanze, deren Größe zwischen 10 und 30 cm variiert, besitzt dicht am Stengel sehr kleine Blätter, die grün und weißlich sind. Die Blüten haben Ähnlichkeit mit kleinen Margeriten, die Blütenkrone ist jedoch leicht nach unten gebogen, der gelbe Blütenboden stark gewölbt. Die büschelweise wachsende Pflanze liegt oft auf dem Boden auf, vor allem in Sandböden. Sie strömt einen starken, angenehmen und charakteristischen Geruch aus.

HEILENDE WIRKUNGEN BEI INNERLICHER ANWENDUNG:

Ein vor dem Essen getrunkener Kamillenaufguß regt den Appetit an. Nach den Mahlzeiten wirkt der gleiche Trunk vortrefflich bei schlechter Verdauung, Magenkrämpfen und bei blähenden und krampfhaften Schmerzen. Diese stimulierende und krampflösende Wirkung der Kamille trägt wesentlich zur Besserung von Kopfschmerzen, Gesichtsneuralgie, Zerschlagenheit, Grippe, Zahnschmerzen und schmerzhafter Menstruation bei. Die desinfizierende Wirkung eines Kamillenaufgusses kann einen beginnenden Schnupfen verhindern. Wenn der Aufguß voll wirksam sein soll, muß er sehr stark zubereitet werden: 6 bis 7 Kamillenköpfe auf 1 Tasse.

Die schmerzstillenden und desinfizierenden Eigenschaften eines Kamillenabsuds zeigen sich besonders bei Entzündungen der Haut. Verwenden Sie Kamille für Bäder, Umschläge oder für Waschungen bei Verbrennungen, Blutgeschwüren, Flechten und Ekzemen.

BESONDERE EMPFEHLUNG:

Als Anregungsmittel bei schwieriger Verdauung und gegen Verhärtung der Leber und der Milz: je 2 Fingerspitzen Kamille, Anis und Minze. Gegen Depressionszustände: 2 Fingerspitzen Kamille, 1 Fingerspitze Linde, 2 Fingerspitzen Orangenknospen.

FÜR DIE SCHÖNHEIT:

Kamille macht blonde Haare leuchtend hell und desinfiziert Köpfe mit langen Haaren (1 Handvoll eine Viertelstunde in 2 Liter Wasser kochen, dann durchseihen).
Zur Beruhigung von müden und gereizten Augen, zur Behandlung von Bindehautentzündung und zur Besserung geschwollener Augenlider Bäder nehmen oder Umschläge mit einem Absud von Kamillenblüten durchführen (5 Blumenköpfe auf 1 Tasse).
Denken Sie auch an die Schönheit Ihres Gesichtes: Hellen Sie Ihren Teint auf, reinigen und stärken Sie Ihre Oberhaut, indem Sie auf Ihr Gesicht warme Kompressen auftragen, die Sie in folgender Mischung angefeuchtet haben: 5 bis 6 Kamillenköpfe, 1 Fingerspitze Salbei, 1 Fingerspitze Linde, 1 Fingerspitze Rosmarin auf 1 Liter weiches Wasser.

Der Kerbel

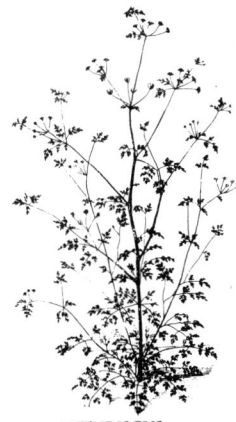

ANTHRISCUS
CEREFOLIUM

Es gibt mehrere Pflanzen, die zur Familie der Doldengewächse gehören, sich in ihrem Aussehen gleichen und alle als Kerbel bezeichnet werden. Einige unter ihnen sind giftig. Deshalb sollte man nur den gezüchteten Kerbel verwenden, den man an dem charakteristischen Geruch seiner Blätter erkennt, wenn man sie zerreibt.

Der Kerbel ist ein einjähriges Gewächs von 30 bis 70 cm Höhe mit dreieckigen, gezackten Blättern, die ein klares, ein wenig leuchtendes Grün zeigen. Seine Blüten sind klein und weiß.

Der Kerbel sollte immer frisch verwendet werden, denn durch das Austrocknen werden seine wirksamen Bestandteile zerstört.

HEILENDE WIRKUNGEN BEI INNERLICHER ANWENDUNG:

Der frische Saft von Kerbel ergibt einen ausgezeichneten Appetitanreger.

Die stimulierende Kraft des Kerbels entfaltet eine begrüßenswerte Wirkung auf die Verdauung. Er ist leicht harntreibend. Mit Aufgüssen lassen sich vorübergehende Leberleiden, beginnende Gelbsucht und chronische Hautkrankheiten behandeln.

Aufguß: 1 Handvoll auf 1 Liter, 10 Minuten ziehen lassen; 3 Tassen täglich trinken.

Bei Reizungen oder Entzündungen der Augen legen Sie eine Kompresse aus dem Aufguß von Kerbel auf. Gegen eine hartnäckige Augenentzündung verwenden Sie den Saft des Kerbels, von dem Sie täglich mehrmals einige Tropfen trinken. Zerkleinerter Kerbel verschafft als Breiumschlag Linderung bei Milchstauungen, Hämorrhoiden, Frostbeulen, Prellungen, Insektenstichen und krebsverdächtigen Wunden.

BESONDERE EMPFEHLUNG:

Gegen Gallenkoliken nehmen Sie jeden Morgen nüchtern eine verhältnismäßig gleich große Mischung von Kerbelsaft, wildem Chicoree, Lattich und Löwenzahn.
Im Falle einer hartnäckigen Verstopfung kochen Sie in einem Liter Salzwasser je 1 Handvoll Kerbel, Sauerampfer, rote Beete (Rüben), Lattich. Fügen Sie dem Getränk eine Kleinigkeit frischer Butter bei.

ZUR VERWENDUNG IN DER KÜCHE:

Der Kerbel bereichert Ihre Speisen durch seine Vitamine und seine Bestandteile an Eisen. Er steigert den Geschmack durch seinen köstlichen Duft. Aber beachten Sie, daß ihm beim Kochen der Geschmack entzogen wird. Bestreuen Sie mit Kerbel Ihre Mahlzeiten, Vorspeisen, Salate, Gemüse, Eierkuchen und Suppen.

FÜR DIE SCHÖNHEIT:

Ein Kerbel-Aufguß (1 Handvoll auf 1 Liter Wasser) eignet sich als ausgezeichnete Lotion dazu, die Haut geschmeidig zu machen und das Entstehen von Falten zu verzögern. Um fette Haut wieder auszugleichen, waschen Sie diese während einer längeren Zeit mit einem leichten, warmen Aufguß von Kerbel. Spülen und waschen Sie danach erneut mit einem kalten Aufguß.

Der Knoblauch

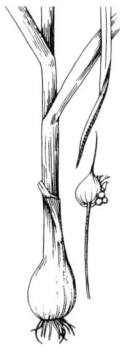

ALLIUM SATIVUM

Sein lateinischer Name »Allium« stammt von dem keltischen Wort »all«, was warm, brennend bedeutet und recht gut diese lebenskräftige Pflanze mit ihrem starken Duft kennzeichnet. Der Knoblauch besitzt eine Zwiebel, die aus mehreren, zum Teil umgebogenen Zwiebeln, der »Knoblauchzehe«, besteht, umhüllt von einem gemeinsamen weißen oder grauen Häutchen. Aus dem zylinderförmigen, bis zur Mitte von Blättern umgebenen Stiel ragt ein Blütenschaft heraus, der einen Schirm von weißen, rötlichen oder grünlichen Blüten trägt.

HEILENDE WIRKUNGEN BEI INNERLICHER ANWENDUNG:

Der bemerkenswert antiseptische Knoblauch kann Sie vor ansteckenden Krankheiten bewahren, zum Beispiel vor der Grippe. Diese desinfizierende Wirkung übt er auch auf den Darm und auf die Luftröhren aus. Der Knoblauch stärkt das Herz, erleichtert die Blutzirkulation und verhindert die Arterienverkalkung. Durch seine verdauungsfördernde Wirkung scheidet er außerdem die Würmer aus und bekämpft gewisse Wasserrückstände. Nützen Sie die Vorzüge des Knoblauchs weitgehend in Ihrer Küche aus. Sie können ihn zum Beispiel als Absud mit 1 oder 2 Zehen in einem Glas Milch oder in einer Brühe einnehmen. Im Falle einer Epidemie atmen Sie mehrmals täglich zerstoßenen Knoblauch ein.

Die antibiotischen Eigenschaften des Knoblauchs sind sehr wirkungsvoll bei der Behandlung entzündeter Wunden. Verwenden Sie für diesen Fall Knoblauchessig: 2 bis 3 Zehen 10 Tage lang in ½ Liter Essig einweichen.

Eine Salbe aus zerstoßenem Knoblauch mit Schweineschmalz* oder Öl (2 Bestandteile Öl, 1 Bestandteil Knoblauch) lindert die Rheuma- und Muskelschmerzen.

Zum Beseitigen von Warzen, Hühneraugen, Hautschwielen legen Sie einen frischen Umschlag mit einer Knoblauchzehe auf. Schützen Sie dabei die gesunde Haut durch ein Heftpflaster. Der Erfolg zeigt sich in weniger als 14 Tagen.

ZUR VERWENDUNG IN DER KÜCHE:

Der Knoblauch kommt jedem Kochkünstler gelegen, denn er regt den abgestumpftesten Appetit wieder an. Bei verschiedenen Gerichten ist er unerläßlich, wie zum Beispiel bei Hammel- oder Rehkeule, bei Stockfisch und Olivenölsauce. Er kann für alle Saucen verwendet werden, besonders auch für alle Speisen mit einem schalen Geschmack und zur Geschmacksverbesserung bei Salaten, Fleischbraten usw.

Um den unangenehmen Geruch zu vertreiben, kauen Sie eine Zehe Knoblauch einige Minuten und nehmen dann nach Ihrer Wahl entweder ein Stück Apfel, Petersilie, eine rohe Bohne, einige Kaffeebohnen oder etwas Kümmel.

BESONDERE EMPFEHLUNG:

Um sich gut in Form zu halten oder um lang jung zu bleiben, verzehren Sie am besten mindestens eine Knoblauchzehe in der Woche.

Gegen zu hohen Cholesterinspiegel nehmen Sie zweimal täglich einen Aufguß von 3 Knoblauchzehen, 2 Fingerspitzen Kerbel, 1 Fingerspitze Lavendel und 3 Fingerspitzen Salbei.

* siehe Abschnitt »Erläuterungen«

Der Lavendel

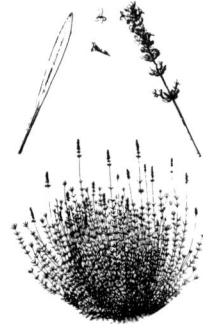

LAVANDULA
OFFICINALIS

Der Lavendel ist eine Pflanze, die im Mittelgebirge des Südens von Europa selbst auf steinigem Boden wächst. Mehr nach Norden zu kann er auch ohne Schwierigkeiten im Garten angepflanzt werden.
Er wächst auf seinen teilweise sichtbaren Wurzeln senkrecht nach oben.
Seine kleinen, stark durftenden Blüten in blauen und violetten Farben bilden eine Ähre am Ende des Stieles. Die Blätter sind klein und weißlich. Ein besonders kräftiger, etwas kampferartiger Duft läßt ihn leicht erkennen.

HEILENDE WIRKUNGEN BEI INNERLICHER ANWENDUNG:

Ein Aufguß bringt die beruhigenden Eigenschaften der Blüten bei Schlaflosigkeit, Migräne, Schwindelgefühlen und bei Krämpfen des Verdauungstraktes zur Geltung. Dieses Getränk ist in gleicher Weise auch wirksam zum Beruhigen eines Asthmaanfalles, zum Mildern der Wirkungen einer Bronchitis oder eines Keuchhustens, zum Erleichtern fiebriger Zustände, zum Beseitigen von Müdigkeit und auch als Hilfe beim Heilen einer Grippe. Darüber hinaus sind seine harntreibenden Eigenschaften auch nützlich gegen Rheuma.
Aufguß: 2 Fingerspitzen Lavendel auf 1 Tasse mit kochendem Wasser, 3mal täglich trinken.

HEILENDE WIRKUNGEN BEI ÄUSSERLICHER ANWENDUNG:

Der heiße Absud von Lavendel (1 Handvoll Blüten auf 1 Liter Wasser) tut wohl als Einreibung bei Verstauchungen, beruhigt Gelenkschmerzen und erweist sich als sehr günstig bei Bädern für nervöse oder schwächliche Kinder.

Das Lavendel-Öl verwendet man zum Einreiben von trockenen Ekzemen: 1 Handvoll Blüten in ½ Liter Olivenöl, im Wasserbad 2 Stunden erwärmen, eine Nacht ziehen lassen, filtern.

Die zerriebenen Lavendelblätter wirken sehr gut bei Insektenstichen.

Die Blüten verbreiten einen angenehmen Geruch in den Schränken und verjagen die Motten. Wenn man sie unter das Kopfkissen legt, vertreiben sie die Migräne und sorgen für einen guten Schlaf.

BESONDERE EMPFEHLUNG:

Zum Bekämpfen einer Darmentzündung zweimal täglich (morgens und abends) einen heißen Aufguß von Lavendel, Majoran, Malve (2 Fingerspitzen von jeder Pflanze) trinken. Bei chronischem Rheumatismus: Lavendel, Wacholder, Salbei (2 Fingerspitzen von jeder Pflanze) als Aufguß morgens und abends trinken.

FÜR DIE SCHÖNHEIT:

Einen Lavendel-Aufguß verwendet man als Kompresse oder zum Besprühen wegen seiner beruhigenden und leicht einschläfernden Eigenschaften. Er ist speziell angebracht bei einer durch Kälte, Wind und Sonne entzündeten Haut. Der Lavendel stärkt die Kopfhaut durch Einreibungen: 1 Handvoll Blüten in ½ Liter Alkohol von 45 % einweichen.

Toilettenwasser aus Lavendel besitzt einen kräftigen und angenehmen Geruch. Die Männer schätzen seinen besonderen, diskreten Duft.

Ein Aufguß aus Lavendel, gemischt mit Minze und Salbei (1 Fingerspitze von jeder Pflanze) vertreibt die Müdigkeit und entspannt die Gesichtszüge.

Die Linde

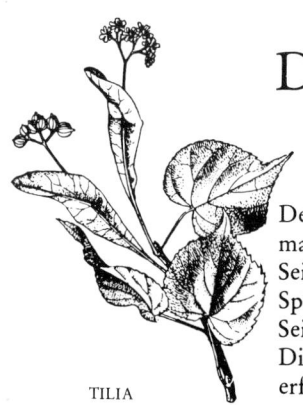

TILIA

Der prächtige Lindenbaum erreicht manchmal eine Höhe von 25 Metern. Seine Blätter sind herzförmig mit einer Spitze und mit hervortretenden Adern. Seine Blüten sind klein und hellgelb. Die Ernte soll während der Blütezeit erfolgen und danach im Schatten trocknen. Die Linde wächst in Gartenanlagen, längs der Straßen und in den Wäldern. Sie wird von mir ganz besonders geschätzt.

HEILENDE WIRKUNGEN BEI INNERLICHER ANWENDUNG:

Die Lindenblüten sind bekannt durch ihre beruhigenden, krampfstillenden und erfrischenden Eigenschaften.

Die beruhigende Wirkung der Linde auf das Nervensystem hilft gegen Schlaflosigkeit, Migräne und gegen die nervöse Müdigkeit überanstrengter Geistesarbeiter.

Als krampfstillendes Mittel ist sie wohltuend bei schlechter Verdauung und bei Brechreiz. Da sie besonders schweißtreibend ist, verschafft ein Aufguß Erleichterung bei Grippe, bei Zerschlagenheit der Glieder und bei Kopfschmerzen.

Aufguß: 1 Fingerspitze Blüten auf 1 Tasse kochendes Wasser, dreimal täglich nach den Mahlzeiten trinken.

Der regelmäßig getrunkene Teeaufguß macht das Blut flüssiger, erleichtert die Zirkulation in den Blutgefäßen und erweist sich als nützliches Vorbeugungsmittel gegen die Arterienverkalkung. Für den Aufguß nehmen Sie dieselbe Menge wie oben. Trinken Sie ihn viermal täglich zwischen den Mahlzeiten.

Zur Linderung von Schmerzen durch einen Sturz oder einen Schlag ist ein konzentrierter Absud von Lindenblüten zum Waschen oder Reinigen empfehlenswert. Auch zum Auflösen einer Geschwulst ist ein solcher Absud angebracht. Als Zusatz zum Badewasser hilft er, nervöse und unruhige Kinder zu beruhigen.

Absud: 1 Handvoll Lindenblüten auf 1 Liter Wasser.

BESONDERE EMPFEHLUNG:

Bei Schlaflosigkeit: 2 Fingerspitzen Linde, 1 Fingerspitze Orangenknospen als Aufguß vor dem Schlafengeehen nehmen.

Zum Vorbeugen gegen Angstgefühle: je 4 Fingerspitzen Linde, Orangenknospen und Minze. Zweimal täglich morgens und abends trinken.

Gegen Müdigkeit und Grippe: je 2 Fingerspitzen Linde und Quendel.

FÜR DIE SCHÖNHEIT:

Der beruhigende und besänftigende Lindenaufguß ist ein treffliches Schönheitswasser. Bei regelmäßigem Gebrauch verfeinert er die Gesichtsfarbe, verringert die Sommersprossen und beseitigt die Unreinheit der Haut. In starker Konzentration verwendet man den Aufguß als lauwarme Kompresse für die entzündete Haut und als kalte Kompresse auf jeder Haut.

Ein leichter Aufguß, als Augenkompresse verwendet, läßt Ringe unter den Augen verschwinden.

Zum Entspannen am Abend und zum Besänftigen Ihrer Haut am ganzen Körper nehmen Sie ein wohlduftendes Vollbad mit Lindenblüten.

Der Lindensplint

Die wilde Linde (Tilia sylvestris für die Botaniker) ist ein Waldbaum, der im Mittelgebirge wächst und den man in ganz Europa findet. Er ist weniger groß als die normale Linde und erreicht kaum 25 Meter. Seine kleinen Blätter sind herzförmig und gezackt, oben grün, unten meergrün, und seine stark duftenden Blüten sind gelblich-weiß. Blütezeit: ab Juni.

Verwendet wird das zarte Holz, das sich zwischen dem Mark des Stammes oder der Äste und der Rinde befindet, und das man »Splintholz« nennt. (Anmerkung der Redaktion: Es handelt sich um das Holz der jüngsten Jahresringe, durch das die Säfte steigen). Die Ernte erfolgt am besten, wenn der Saft zu steigen beginnt.

HEILENDE WIRKUNGEN BEI INNERLICHER ANWENDUNG:

Der Lindensplint hilft stets bei schlechten Ausscheidungen der Körperorgane. Er entwässert die Gallen- und Harnwege, lindert Migräne und Leberschmerzen und wirkt gegen das Entstehen von Nieren-, Gallen- und Harnsteinen. Bei Zellulitis ist er wegen seiner harntreibenden Wirkung sehr wichtig.

Die angenehme Wirkung des Lindensplints verschafft Erleichterung bei chronischem Durchfall, bei Wunden aufgrund chronischer Magen-Darm-Entzündungen sowie bei Gicht- und Rheumaschmerzen.

Den Lindensplint nimmt man als Absud zu sich: 2 Suppenlöffel auf 1 Liter Wasser, etwa ¼ davon einkochen lassen, an 1 oder 2 Tagen während oder zwischen den Mahlzeiten trinken.

Lindensplint, den man zusammen mit Schweineschmalz in einem Dampfbad kocht, ergibt eine schmerzstillende Salbe für Blutgeschwüre und Furunkel (1 Teil Lindensplint, 2 Teile Schweineschmalz* filtern).

BESONDERE EMPFEHLUNGEN:

Zum Bekämpfen der Bildung von Steinen: 4 Fingerspitzen Lindensplint, 1 Fingerspitze Minze auf 1 Liter Wasser. Dreimal täglich trinken.
Zum Vorbeugen gegen das Entstehen von Steinen nehmen Sie die gleiche Mischung wie vor einmal wöchentlich.
Um Ihren Organismus von Zeit zu Zeit zu regenerieren, führen Sie 2 oder 3mal im Jahr eine 14tägige Kur mit Lindensplint durch.

FÜR DIE SCHÖNHEIT:

Der Absud von Lindensplint eignet sich gut für Augenbäder bei geröteten oder empfindlichen Augen.
Um die Haut zu entspannen oder sie von Unreinheiten und Mitessern zu befreien, führen Sie täglich 3 oder 4 Waschungen mit einem lauwarmen Absud aus Lindensplint durch.

* siehe Abschnitt »Erläuterungen«

Der Löwenzahn

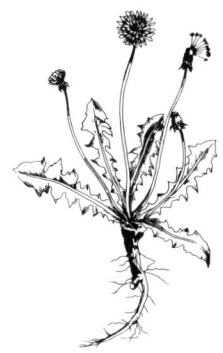

TARAXACUM OFFICINALE L.

Alle Welt kennt diese stengellose Pflanze mit ihrem Milchsaft und ihren flaumigen Samenkörnern, die bei kleinstem Wind weit fortfliegen. Der Löwenzahn ist in seinem Aussehen sehr veränderlich. Man erkennt ihn dennoch an seinem tiefliegenden Blütenschaft, der durch einen Schopf kleiner, gelber und zungenförmiger Blüten gekrönt wird, und an seinen stark gezähnten Blättern, die in Form einer Rose am Fuß des Blütenstiels angeordnet sind. Seine Wurzel ist braun bis schwarz, lang und so dick wie ein Finger.

Der Löwenzahn wächst überall und blüht fast das ganze Jahr über. Man verwendet die getrocknete Wurzel, aber auch die Blätter, die im Frühjahr oder im Sommer geerntet werden. Die Wurzel selbst erntet man im Spätjahr, also zu einer Zeit, in der sie ihre stärkste und beste Kraft besitzt.

HEILENDE WIRKUNGEN BEI INNERLICHER ANWENDUNG:

Die Blätter und speziell die Wurzeln des Löwenzahns regen die Gallenblase an, indem sie deren Kontraktionen fördern. Sie wirken auf die Leber durch Vermehren der Menge von produzierter Galle. Mit Recht verwendet man sie auch bei Störungen, die von einem schadhaften Leber- und Gallenapparat herrühren: bei Hautleiden von Leberkranken (Akne, Ekzeme, Flechten, Furunkeln), Zellulitis, Blutandrang in der Leber usw.

Durch das Anregen der Tätigkeit der Gallenblase reguliert der Löwenzahn die Darmfunktionen und wirkt gegen Verstopfung sowie die Gärung im Darm. Die harntreibenden

Kräfte des Löwenzahns sind nicht zu leugnen und erweisen sich als günstig im Fall von Wassersucht, Rheumatismus oder Gicht. Als vorzügliches, wenn auch bitteres Kräftigungsmittel regt der Löwenzahn den Appetit an und den untätigen Magen. Durch seinen Reichtum an Vitaminen, Mineralstoffen, besonders an Eisen, stellt er an Blutarmut Leidende und Genesende schnell wieder auf die Beine. Kurzum, jeder sollte im Frühling eine »Wiedererneuerung« seines Organismus durch eine Löwenzahnkur machen.

Absud: 5 Fingerspitzen Blätter und 2 Suppenlöffel klein geschnittener Wurzeln auf 1 Liter Wasser. 2 Stunden kalt einweichen, dann aufkochen, 20 Minuten ziehen lassen, 2 bis 3 Tassen täglich ¼ Stunde vor den Mahlzeiten trinken. Um eine stärkere Wirkung zu erzielen, nehmen Sie nur die Wurzeln, und zwar 4 Suppenlöffel klein geschnittener Wurzeln auf 1 Liter Wasser.

Saft aus frischen Blättern gegen die Blutarmut: 2 bis 3 Suppenlöffel täglich.

Saft aus frischen Wurzeln gegen unzureichende Leber- und Gallentätigkeit: 1 bis 2 Suppenlöffel täglich.

Berücksichtigen Sie viel Löwenzahn in Ihrem Speiseplan.

BESONDERE EMPFEHLUNG:

Gegen Gelbsucht und Gallenstörungen: 1 Handvoll Löwenzahnblätter, 1 Fingerspitze Koriander, 2 Fingerspitzen Süßholz, 1 Fingerspitze Rose.

Gegen die schmerzhaften Hitzblattern (Finnen) oder gegen Flechten machen Sie eine 14tägige Trinkkur mit einer Mischung aus Löwenzahn, Kerbel, Kresse, Erdbeer (Blätter und Wurzeln), Wacholderbeeren (2 Fingerspitzen von jeder Pflanze).

ZUR VERWENDUNG IN DER KÜCHE:

Der Löwenzahn wird besonders im Frühjahr geschätzt, entweder ungekocht als Salat mit kleinen Speckstückchen oder gekocht und kleingehackt mit etwas Butter bzw. Fleischbrühe pikant angemacht. Das ganze Jahr über ist er als Suppe mit Kartoffeln, Lauch und Kraut ein köstlicher Genuß.

Die jungen Pflanzenknospen lassen sich wie Kapern zubereiten und verwenden.

FÜR DIE SCHÖNHEIT:

Erhalten Sie sich dank regelmäßiger Kuren mit einem Aufguß aus Löwenzahnblättern (1 Handvoll auf 1 Liter Wasser) eine zarte Haut und ein jugendliches Aussehen mit einer reinen Hautfarbe.

Reinigen und festigen Sie zu gleicher Zeit Ihre Oberhaut durch Waschungen mit einem Absud aus Wurzeln (4 Suppenlöffel auf 1 Liter Wasser).

Im Frühjahr tragen Sie einmal in der Woche eine Maske wie folgt auf: 1 Glas Löwenzahnsaft, 1 Suppenlöffel mit frischer, dicker Sahne und 1 Suppenlöffel Honig. Lassen Sie das Ganze durch leichtes Massieren in die Haut eindringen und dann etwas ruhen. Reinigen Sie danach Ihr Gesicht mit einem Aufguß aus Linde.

Um die Sommersprossen zu verringern: kochen Sie ½ Stunde eine kleine Handvoll Löwenzahnblüten in 1 Liter Wasser, filtern Sie dann und verwenden Sie diesen Absud 14 Tage lang zum Waschen Ihres Gesichtes.

Ein Saft aus den Wurzeln kann gegen Warzen recht wirksam sein.

Der Lorbeer

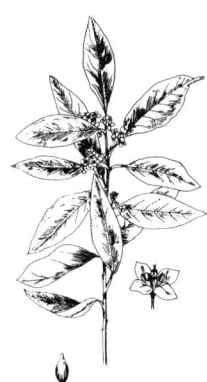

LAURIS NOBILIS

Der gewöhnliche Lorbeer, der auch Saucen-Lorbeer genannt wird, darf nicht mit dem Rosen-Lorbeer verwechselt werden, der in Südfrankreich gedeiht und wegen der Eleganz seiner sehr hübschen Blüten mit allen Farbtönen der Rose eine zwar prächtige, aber giftige Pflanze ist.

Der Saucen-Lorbeer erreicht als Baum eine Höhe von 2 bis 10 Metern, hat immergrüne, starre und längliche Blätter, und zeichnet sich durch seine kleinen weiß-gelben Blüten aus. Die Früchte bilden eine kleine, schwarze Beere. Seit dem Altertum ist er das Symbol für soldatischen, dichterischen und sportlichen Ruhm.

HEILENDE WIRKUNGEN BEI INNERLICHER ANWENDUNG:

Ein Aufguß mit Lorbeerblättern ist angebracht bei Appetitlosigkeit, Blähungen, Magenschmerzen, schlechter Verdauung, Grippe, Schnupfen und Bronchitis.
Aufguß: Einige Blätter auf eine Tasse kochendes Wasser 2 bis 3mal täglich vor oder zwischen den Mahlzeiten trinken. Der Absud aus gemahlenen, vorher von den Kernen befreiten Beeren (1 Suppenlöffel auf 1 Liter Wasser, 2 bis 3 Tassen täglich vor oder zwischen den Mahlzeiten) ist besonders empfehlenswert gegen Wassersucht, Fieber und Rheumatismus.

HEILENDE WIRKUNGEN BEI ÄUSSERLICHER ANWENDUNG:

Zur Linderung von Schmerzen bei Rheuma und bei Verstauchungen massieren Sie mit einer Salbe. Diese bereiten

Sie zu, indem Sie mehrere Stunden lang die zerbröselten, frischen Blätter im Wasserbad einweichen und die zerkleinerten, getrockneten Beeren in die doppelt so große Gewichtsmenge von Schweineschmalz* geben. Ein mit einem solchen Absud von Lorbeerblättern gewürztes Vollbad erhöht die Spannkraft und wirkt antirheumatisch.

Der Absud (5 Blätter für 1 Tasse Wasser) kann im Falle einer Angina zum Gurgeln oder im Falle von Nervenschmerzen, Geschwüren und Quetschungen als Kompresse angewendet werden.

BESONDERE EMPFEHLUNG:

Gegen Arthritis und Arthrose trinken Sie jeden Abend einen Aufguß mit folgender Mischung: Lorbeer, Kerbel, Minze, Thymian, Quendel (1 Fingerspitze von jeder Pflanze).

Bei schmerzhafter Menstruation nehmen Sie einen Aufguß mit je 1 Fingerspitze Lorbeerbeeren und Wacholderbeeren.

ZUR VERWENDUNG IN DER KÜCHE:

Lorbeer sollte wegen seiner aromatischen, antiseptischen und verdauungsfördernden Eigenschaften vor allem in Saucen verwendet werden, ferner in Eingemachtem und in Fischsuppen.

---

* siehe Abschnitt »Erläuterungen«

Der Majoran

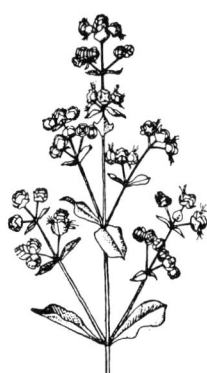

ORIGANUM
VULGARE L.

Der wilde Majoran ist eine spezielle Art von Origanum, ein Kraut mit pelzigem rosafarbigem Stengel. Die Blätter sind oval und unten auch leicht behaart. Seine Blüten sind klein, weiß und rosa- oder purpurrot gefärbt. Die Pflanze wird 20 bis 50 cm hoch. Man findet sie im Süden Europas. Auch in der Bretagne ist sie anzutreffen. Sie liebt den trockenen Boden und die Böschungen. Ihre Blütezeit ist im Juli und August. Man sollte sie während dieser Blütezeit ernten. Der Majoran aus Südfrankreich ist am duftreichsten. Er wird zu kleinen Sträußen zusammengebunden und im Schatten getrocknet.

HEILENDE WIRKUNGEN BEI INNERLICHER ANWENDUNG:

Wenn man vor den Mahlzeiten einen Aufguß von Majoran zu sich nimmt, regt er den Appetit an, fördert die Tätigkeit des Magens und bekämpft chronische Verstopfungen. Aufguß: 1 Fingerspitze in 1 Tasse mit kochendem Wasser. Nach dem Abendessen verhilft Ihnen der gleiche Aufguß zu einer ruhigen Nacht sowie zu einem ungestörten Schlaf. Die krampfstillende Wirkung und die beruhigenden Kräfte des Majorans sind besonders zu schätzen im Falle von Husten, Bronchitis, bei Erkrankungen der Atmungsorgane und bei schmerzhafter Menstruation.

HEILENDE WIRKUNGEN BEI ÄUSSERLICHER ANWENDUNG:

Bäder mit Majoranzusatz wirken kräftigend und belebend. Schütten Sie einen Absud der folgenden Art in das Bad:

5 Fingerspitzen Majoran auf 1 Liter kochendes Wasser.
Umschläge aus grobgehackten Pflanzen, die Sie in ein Tuch einwickeln und auf dem Deckel eines Kessels mit kochendem Wasser erwärmen lassen, lindern Rheumaschmerzen sowie die Schmerzen bei einem steifen Hals.
Das Inhalieren eines heißen Majoran-Absuds lindert den Schnupfen und die Migräne (5 Fingerspitzen auf 1 Liter Wasser).

BESONDERE EMPFEHLUNG:

Gegen Arterienverkalkung jeden Abend einen Aufguß von 1 Fingerspitze Majoran auf eine Kaffeeschale trinken.
Gegen Ischias: je 2 Fingerspitzen Majoran, Anis, Minze und Rosmarin für eine Schale.

ZUR VERWENDUNG IN DER KÜCHE:

Der Majoran wird besonders zur Herstellung von Wurstwaren und zum Zubereiten von Pasteten, Salaten und von Pizza verwendet und geschätzt.

FÜR DIE SCHÖNHEIT:

Stärken Sie die Oberhaut Ihres Gesichts und Ihres Halses durch Kompressen eines Kaltwasserauszugs von Majoran, Erdbeere, Basilikum, Orangenknospen und Minze (5 Fingerspitzen von jeder Pflanze für 1 Liter Wasser).
Damit vermeiden Sie auch die Bildung eines Doppelkinnes.
Trinken Sie jeden Abend einen Aufguß von Majoran, Thymian, Lavendel (1 Fingerspitze von jeder Pflanze in 1 Schale mit kochendem Wasser), um die Spuren von Nervosität oder starker Müdigkeit in Ihrem Gesicht zum Verschwinden zu bringen.

Die Malve

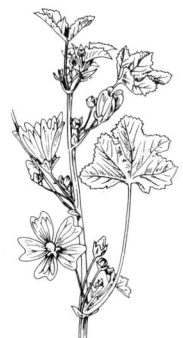

Die Malve ist eine hübsche Pflanze mittlerer Größe. Ihre Blätter haben Einschnitte und sind mehr breit als lang und ebenso behaart wie der Stiel. Die Blüten sind violett-rosa bis hellviolett mit fünf Blütenblättern in Form von Schmetterlingsflügeln.

MALVA SYLVESTRIS L. Die Malve wächst an Wegesrändern und begnügt sich mit trockenen Böden. Man kann sie auch im Garten anbauen. Manchmal bezeichnet man sie als »Wilde Malve« oder »Große Malve« oder auch als »Falscher Eibisch«. Sie blüht ab Mai den ganzen Sommer durch.

Man verwendet die Blüten, die Blätter, manchmal auch die Wurzeln. Beim Trocknen werden die Blüten violett-blau. Bei unseren Vorfahren war die Malve wegen ihrer Qualität bestens bekannt als Gemüse und wegen ihrer medizinischen Eigenschaften.

HEILENDE WIRKUNGEN BEI INNERLICHER ANWENDUNG:

Ein Absud (2 Fingerspitzen auf 1 Tasse) lindert die verschiedenen Entzündungen der Schleimhäute (Mund und Magen). Als Aufguß beruhigt sie bei einem Schnupfen oder einer Bronchitis den Husten. Ein etwas stärkerer Aufguß von Blüten und Blättern (3 Fingerspitzen auf 1 Tasse) ergibt ein leichtes Abführmittel gegen Verstopfung bei Kindern und bei älteren Leuten.

Den Absud verwendet man wegen seiner schmerzstillenden und lindernden Vorzüge zum Gurgeln im Falle von Halsschmerzen, Angina, Mandelentzündungen oder auch zu Mundspülungen im Falle von Zahngeschwüren, Mundfäule und Zahnschmerzen, ferner als Kompresse bei Brandwunden oder Insektenstichen. Mit heißen Breiumschlägen der gekochten Blätter bekämpft man den Schmerz und die Entzündung bei Furunkeln.

BESONDERE EMPFEHLUNG:

Gegen Asthma und chronische Bronchitis: je 2 Fingerspitzen Malvenblüten, Orangenblüten und Rosmarin sowie 4 Fingerspitzen Thymian als Aufguß jeden Abend trinken.
Gegen Grippe: je 2 Fingerspitzen Malvenblüten, Fenchelkerne, Salbei und Lavendel als Aufguß, täglich 3 bis 4 Tassen trinken.

FÜR DIE SCHÖNHEIT:

Die Malvenblüte ist besonders wirksam gegen die im Alter auftretenden braunen Hautflecken. Dank ihrer milden Wirkung ist sie vorteilhaft gegen das Austrocknen der Haut, bei Flechten und bei den von der Sonne verursachten Hautreizungen.
In diesen Fällen verwendet man sie für einen Absud. Rezept: 2 Fingerspitzen pro Tasse.
Um den brennenden Schmerz bei allergischen Hautausschlägen zu lindern, tragen Sie lauwarme Kompressen aus einem Aufguß von Malven und Kamillen auf: 2 Fingerspitzen von jeder Pflanze.

Die Melisse

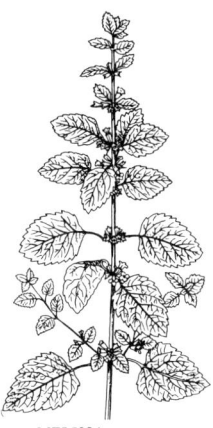

MELISSA
OFFICINALIS L.

Im allgemeinen nennt man die Melisse, die Würze der Bienen, Zitronenkraut. Die Melisse ist eine langlebige Pflanze, die in großen Büscheln wächst und eine Höhe von 30 bis 80 cm erreicht. Ihr viereckiger, behaarter Stiel verästelt sich stark während der Blütezeit von Juni bis September. Die Blätter sind von einem schönen Grün, leicht behaart, oval und mit stark gezacktem Rand. Die weißen, wenig sichtbaren Blümchen, vereinigen sich in kleinen Gruppen von 3 bis 6 an den Blattachseln. Die Melisse stammt aus dem Süden der Mittelmeerküste. Sie wird in Frankreich überall angepflanzt und wächst häufig in Buchten, an Straßenrändern oder an den Waldwegen. Sie macht sich durch ihren starken aromatischen Duft bemerkbar, der sehr weitgehend dem der Zitrone entspricht. Man verwendet die Blätter, die vor der Blütezeit geerntet werden, und die Blütenkronen.

HEILENDE WIRKUNGEN BEI INNERLICHER ANWENDUNG:

Die Melisse ist bekannt und schon seit langem geschätzt wegen ihrer belebenden und stärkenden Eigenschaft mit besonderer ausgleichender Wirkung auf das Hirn, das Herz, die Verdauungsorgane und bei Menstruationsbeschwerden.
Ein Aufguß davon wird gegen mühsame Verdauung empfohlen, ferner gegen Schwindelgefühle, Ohrensausen, Herzklopfen, Schlaflosigkeit, Gesichtsnervenleiden, Kopfschmerzen, nervöse Anfälle und gegen alle Störungen, die bei Nervenkranken auftreten.

Dank ihres Reizes auf Körper und Geist stellt das regelmäßige Einnehmen von Melisse als Getränk eine vorzügliche Stärkung bei einem Nervenzusammenbruch, bei Anämie oder bei geistiger Abgespanntheit dar.

Sie bewirkt und erleichtert die Menstruation und verringert die davon herrührenden Schmerzen. Die Melissenblüten regen die Sekretion der Galle an und wirken auf nervöse Störungen ein, die sich aus einer ungenügenden Leber- und Gallenfunktion ergeben.

Aufguß: 1 Kaffeelöffel Melisse auf eine Tasse kochendes Wasser. 10 Minuten ziehen lassen. Täglich 4 bis 5 Tassen trinken.

Die Melisse ist die Grundlage des bekannten Melissengeistes, den man mit etwas Wasser in den gleichen Fällen wie beim Aufguß verwenden kann.

HEILENDE WIRKUNGEN BEI ÄUSSERLICHER ANWENDUNG:

Wenn man etwas von den trockenen, pulverisierten Blättern einatmet, lassen sich dadurch Schnupfen sowie nervöse Kopfschmerzen erleichtern.

Die Behandlung von Wunden, entweder durch Aufschläge aus zerkleinerten Pflanzen oder durch Waschungen mit einem Melissenaufguß, lindert die Schmerzen und beschleunigt das Vernarben der Wunden.

Frischer Melissensaft beruhigt bei Stichen durch Bienen und Wespen, behebt Stauungen in den Brüsten. Eine Mischung aus Alkohol und Melisse wird mit Erfolg gegen Rheumaschmerzen und bei Quetschungen angewandt.

Mischung aus Alkohol und Melisse: 1 Teil Melisse und 8 Teile Branntwein 10 Tage lang einweichen lassen, dann filtern.

BESONDERE EMPFEHLUNG:

Gegen Nervosität, Angst und nervösen Blutdruck: 2 Fingerspitzen Melisse, 2 Fingerspitzen südamerikanisches Eisenkraut abends vor dem Schlafengehen in einer Tasse mit heißem Wasser trinken.

Um allen Möglichkeiten vorbeugen zu können, dürfte das folgende einfache, aber wirksame Rezept für die Herstellung von Melissengeist in Ihrem Arzneischrank unentbehrlich sein: 2 Liter Branntwein, jeweils 3 Fingerspitzen Melissenblätter, Ysop, Basilikum, Minze, Salbei und 1 Suppenlöffel Anis. Alles 20 Tage lang einweichen lassen, zum Filtern durchdrücken und gut verschlossen aufbewahren.

Bei Schlaflosigkeit nehmen Sie 1 bis 2 Kaffeelöffel Melisse in einer Tasse mit einem Aufguß von Orangenknospen oder von Kamille.

Oder Sie bereiten sich folgenden Aufguß: 2 Fingerspitzen Melisse, 1 Fingerspitze Minze, 2 Fingerspitzen Orangenknospen, 1 Fingerspitze Thymian, 1 Fingerspitze Quendel.

ZUR VERWENDUNG IN DER KÜCHE:

Die Melisse wird bei der Herstellung zahlreicher Liköre verwendet, wie Chartreuse, Bénédictine usw. Die Blätter dienen zur geschmacklichen Verbesserung von Suppen, Salaten und verschiedener Braten, in Belgien und Holland auch von Heringen und Aalen.

FÜR DIE SCHÖNHEIT:

Zum Entspannen Ihres Gesichtes trinken Sie jeden Abend einen Aufguß von Melisse. Mit dem Rest des Aufgusses machen Sie eine Kompresse auf das Gesicht.

Gegen schlechten Mundgeruch trinken Sie während des Tages einen Aufguß aus einer Fingerspitze der Blütenkronen der Melisse in ½ Liter Wasser.

Der Hauptbestandteil der Melisse, nämlich das erfrischende und nach Zitronen schmeckende Öl, ist besonders wirksam bei Behandlungen unausgeglichener seborrhoeischer Haut mit Kompressen und mit Besprühungen.

Bei einem Vollbad mit Melisse erhält die Haut wieder ihr Gleichgewicht und ihre Natürlichkeit zurück.

Die Minze

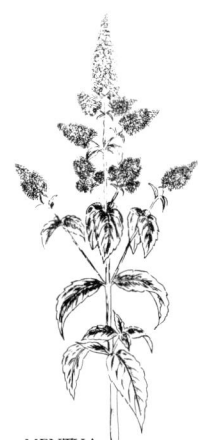

MENTHA
SYLVESTRIS L.

Es gibt vielerlei Sorten Minze, wilde oder angepflanzte. Sie haben ungefähr alle die gleichen medizinischen Eigenschaften. Die wilde Minze wächst an feuchten Stellen wie Flußufern oder am Rand von Gräben. Ihre Blätter sind oval, auf der Oberseite dunkelgrün, auf der Unterseite hellgrün. Sie verbreitet einen charakteristischen Duft, wenn man sie zerreibt.
Ihre Erntezeit: Juni, Juli, August.

HEILENDE WIRKUNGEN BEI INNERLICHER ANWENDUNG:

Die Minze vereinigt in sich krampfstillende Eigenschaften mit anderen wie der Steigerung der Spannkraft, im besonderen der Anregung des Nervensystems und der Verdauungsorgane. Sie ist sehr nützlich zur Linderung von Husten, Asthma, Heiserkeit und sie leistet auch gute Dienste gegen Nervosität, Schlaflosigkeit, Aufregungen, Migräne und Nervenschmerzen.
Aufguß: 1 oder 2 Blätter für eine Tasse.
Man verwendet die Minze speziell zum Bekämpfen allgemeiner Müdigkeit, von Schläfrigkeit nach dem Essen und von allen Verdauungsschwierigkeiten, von Magenschmerzen, Schluckauf, Luftschlucken und Brechreiz. Besonders anregend wirkt sie sich auch auf das Sexualleben aus.
Rezept: 4 bis 5 Blätter für 1 Tasse kochendes Wasser, als Aufguß nach der Mahlzeit trinken.

Einen Aufguß von Minze (1 Handvoll für 1 Liter Wasser) verwendet man ebenso zum Inhalieren bei Asthma, Bronchitis, Stirnhöhlenentzündung oder auch als Kompressen gegen Gesichtsneuralgie und Migräne.
Die frische, feingehackte Pflanze verringert die Gefahr des Verstopfens der Milchdrüsen, bringt Geschwülste zum Abschwellen und dämpft den Schmerz an rheumageplagten Stellen.

BESONDERE EMPFEHLUNG:

Zum Bekämpfen von Gelenkrheumatismus täglich einen Aufguß von Minze und Salbei (1 Fingerspitze von jeder Pflanze) trinken.
Gegen den Husten: Aufguß von Minze und Lavendel (2 Fingerspitzen von jeder Pflanze).
Zum Stimulieren der Menstruation: Einige Tage vor dem voraussichtlichen Beginn der Menstruation am Morgen nüchtern jeweils 1 Tasse mit Minze, Rosmarin, Schafgarbe, Salbei trinken (1 Fingerspitze von jeder Pflanze).
Damit sich die großen, an der »Tour de France« teilnehmenden Radsportler körperlich fit machen und in Form halten konnten, habe ich ihnen oft den folgenden Aufguß empfohlen: 6 Fingerspitzen Minze, 2 Fingerspitzen Rosmarin.
Um sich die Manneskraft lange zu erhalten, um Frigidität zu bekämpfen und um das harmonische Zusammenleben eines Ehepaares zu fördern, mischen Sie den folgenden Aufguß in einer Tasse kochenden Wassers: 2 Fingerspitzen Minze, 1 Fingerspitze Bohnenkraut.

ZUR VERWENDUNG IN DER KÜCHE:

Als Gewürz ist die Minze ausgezeichnet für Hammelfleisch, in Suppen (Tomatensuppe, Erbsensuppe), für exotische Platten, Salat à la Nizza, usw.

Vergessen wir die Minzsauce nicht, die in England traditionsgemäß zu Braten und Suppenfleisch gereicht wird.
In Frankreich wird die Minze besonders geschätzt und verwendet bei der Herstellung von Süßwaren, Spirituosen und Getränken.

FÜR DIE SCHÖNHEIT:

Zum Festigen des Hautgewebes, speziell der unteren Gesichtshälfte und des Halses, besprühen Sie sich mit einem kalten Aufguß von Minze (1 Handvoll für 1 Liter Wasser).
Zum Entspannen der durch Müdigkeit und Nervosität verhärteten Gesichtszüge legen Sie 1 Kompresse auf und waschen Sie dann Ihr Gesicht mit einem leichten Aufguß ab (5 Blätter auf 1 Liter Wasser).

Der Olivenbaum

Der Olivenbaum ist schon seit mehreren tausend Jahren in Westasien beheimatet. Er wurde in Griechenland bei der Gründung von Athen eingeführt. Die Phöniker haben ihn dann nach Gallien gebracht.

Heutzutage wird er in etwa 30 Ländern der fünf Kontinente angepflanzt. Es ist unnötig, diesen allseits bekannten Baum mit seinen ledrigen, immergrünen Blättern ausführlich zu beschreiben. Seine gegenständigen Blätter sind oben von einem aschfarbigen Grün und unten von einem seidigen Weiß. Seine Blüten sind weißlich. Die Olive ist eine fleischige grüne Frucht, die schließlich schwarz wird, mit einem knochigen Kern.

HEILENDE WIRKUNGEN BEI INNERLICHER ANWENDUNG:

Seit langem weiß man, daß ein Aufguß von Olivenblättern das Fieber zurückgehen läßt. Dazu ist ein solcher Aufguß ein guter Regulator des Blutdrucks. Außerdem kann man dadurch den Zuckeranteil im Blut senken, weshalb sich eine Anwendung für Diabetiker besonders empfiehlt.

HEILENDE WIRKUNGEN BEI ÄUSSERLICHER ANWENDUNG:

Bei Insektenstichen! Falls der Stachel eines Insektes zurückgeblieben ist, diesen zunächst entfernen und dann die Stichwunde mit frischen Olivenblättern einreiben.

BESONDERE EMPFEHLUNGEN:

Für innerliche Anwendungen: Bei zu hohem Blutdruck einmal täglich ein Aufguß für eine Tasse Wasser aus drei

Fingerspitzen Olivenblätter, 2 Fingerspitzen Orangenknospen, 2 Fingerspitzen Lindensplint, 2 Fingerspitzen
Heidekraut.

Für Diabetiker: einmal täglich ein Aufguß für eine Tasse
Wasser aus 2 Fingerspitzen Olivenblätter, 2 Fingerspitzen
Eukalyptusblätter, 2 Fingerspitzen Brennessel, 2 Finger-
spitzen Salbei.

ZUR VERWENDUNG IN DER KÜCHE:

Die Olive wird in der Küche sehr viel verwendet. Die
schwarze Olive besitzt eine große Nährkraft, die viel hö-
her ist als die der grünen Olive. Ihr Öl ist ein ausgezeichnetes Nahrungsmittel, wenn seine Zubereitung einwand-
frei erfolgt.

FÜR DIE SCHÖNHEIT:

Eine lauwarme Kompresse aus einem Aufguß von Olivenblättern bringt ein im Laufe einer schlechten Nacht ge-
schwollenes Gesicht zum Abschwellen.

Das Olivenöl hat als ein Mittel, das weichmacht und leicht
eindringt, seit der Antike vielfache Verwendung in der
Schönheitspflege gefunden. Zum Beispiel empfiehlt man
für eine verbrauchte Haut als besonders wirkungsvoll eine
Mischung aus einem Eßlöffel voll Olivenöl und einem Ei-
gelb. In gleicher Weise beruhigt man mit einer Mischung
aus Eiweiß und Olivenöl leichte Brandwunden und erleichtert damit die Narbenbildung. Zum Stärken der Fin-
gernägel tauchten die Römerinnen ihre Finger in Olivenöl.

Der Orangenbaum

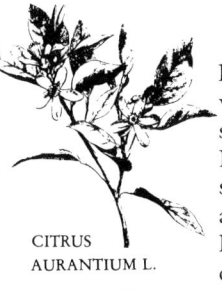

CITRUS
AURANTIUM L.

Der Orangenbaum, der am meisten wegen seiner medizinischen Eigenschaften verwendet wird, ist unter dem Namen Bitterorange bekannt. Er stammt aus Indien und China und ist an allen Mittelmeerküsten verbreitet. Die schöne Staude hat dornige Äste, dunkle, immergrüne Blätter und weiße Blüten, die zu 2 oder 3 verbunden sind und angenehm duften.

Sowohl seine Blüten als auch seine Blätter werden verwendet: Mit seinen Blüten stellt man das Orangenblütenwasser und das Neroli-Öl her, die die Grundlage für das Kölnisch Wasser guter Qualität bilden. Von der Bitterorange wird nur die Fruchtschale verwendet, während das Obst des süßen Orangenbaums sehr geschätzt wird.

HEILENDE WIRKUNGEN BEI INNERLICHER ANWENDUNG:

Die Bitterorangenblätter üben eine beruhigende Wirkung auf nervöse Menschen aus und helfen ihnen, wieder Schlaf zu finden. Sie sind besonders zu empfehlen gegen Husten, Muskelzerrungen, nervöse Magenkrämpfe, Herzklopfen, Krämpfe, schlechte Verdauung und fieberhaften Schnupfen.

Rezept: Als Aufguß 2 Fingerspitzen Orangenblätter auf 1 Tasse, 2 bis 3mal täglich trinken, davon einen Aufguß vor dem Schlafengehen.

Die Orangenblüten besitzen die gleichen Eigenschaften wie die Blätter. Den Aufguß davon weiß man als Appetitanregung und wegen seiner beruhigenden Eigenschaften zu schätzen.

Das Orangenblütenwasser eignet sich wie in früheren Zeiten zum Beruhigen bei Sorgen und zum Erleichtern der Verdauungsstörungen, soweit diese nicht organisch bedingt sind.

Wegen ihres Reichtums an Vitaminen (C, B1, B2, P und Provitamin A) und an Mineralsalz ist die Orange eine der besten Früchte für den Winter und eine sichere Waffe zum Verstärken der natürlichen Abwehrkräfte gegen die Grippe sowie zum Bekämpfen des Mangels an Vitaminen und Mineralsalzen.

Deshalb 2 bis 3 Gläser Orangensaft morgens nüchtern und zu Beginn der Mahlzeiten trinken.

BESONDERE EMPFEHLUNG:

Bei Angstgefühl und bei Niedergeschlagenheit erreichen Sie große Erleichterung durch das Einnehmen des folgenden Tees: 2 Fingerspitzen Orangenblüten, 1 Fingerspitze Rosmarin, 1 Fingerspitze Linde.

ZUR VERWENDUNG IN DER KÜCHE:

Die Orange ist zur Freude der Feinschmecker in verschiedenerlei Formen zu verwenden. Diese schätzen sie als Salat, Kompott, gefroren oder eingemacht, als Soufflé oder als Krapfen. Krapfen und Kuchen kann man mit Orangenblütenwasser oder mit einer Orangenscheibe leicht geschmacklich verbessern. Orangengelee und -marmelade sind ein ausgezeichnetes Kräftigungsmittel für Leberkranke.

Nicht zuletzt werden die Bitterorangenscheiben auch gerne in der Küche verwendet, speziell für Ente mit Orangen. Achtung: Verwenden Sie nur Früchte, die nicht mit Diphenyl behandelt worden sind.

FÜR DIE SCHÖNHEIT:

Der Aufguß von Orangenblüten oder -blättern ist ein ausgezeichnetes Beruhigungsmittel für die Haut, die dadurch vortrefflich besänftigt wird (lauwarm zerstäuben, 1 Handvoll für 1 Liter Wasser).

Ein 15 bis 20 Minuten langes Auflegen von Orangenscheiben ohne Schale auf das Gesicht beruhigt die Gesichtszüge, macht die Haut zart und glatt und verzögert das Auftauchen von Falten. Machen Sie es sich zur Gewohnheit und tragen Sie nach dem Abschminken die ohne Schale zerdrückten Orangenscheiben auf das Gesicht, den Hals und auf die Schultern. Nach dem Trockenwerden mit Orangenblütenwasser abwaschen. Der Orangensaft ist ein gutes Reinigungsmittel.

Und vergessen Sie nicht, viel Orangen zu essen, das hilft Ihnen, sich Ihre Jugendlichkeit zu erhalten.

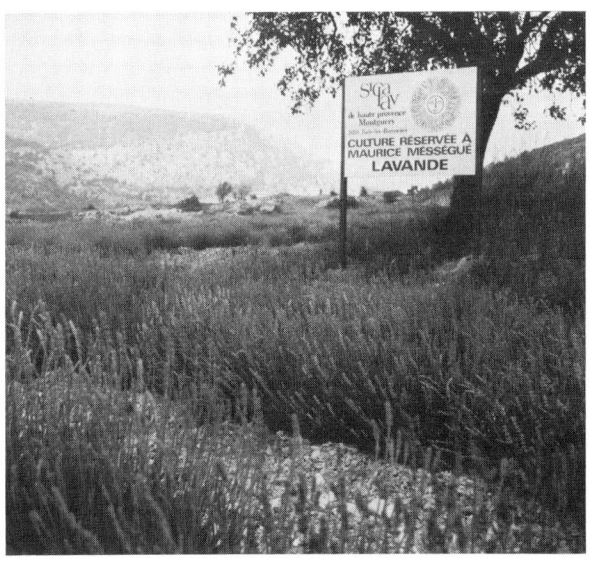

Ein Lavendelfeld. Maurice Mességué achtet auf die für die einzelnen Pflanzenarten günstigsten Bodenverhältnisse.

Der Quendel

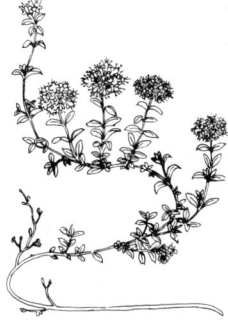

THYMUS
SERPYLLUM L.

Der Quendel oder auch wilder Thymian bildet mit dem richtigen Thymian eine von zwei verwandten Gruppen. Manchmal wird er auch »Schäferinnentee« genannt. Er ist in den gemäßigten Zonen Europas gut bekannt und wuchert wie ein Kraut in Büscheln am Wegesrand, in der Heide, auf Weideplätzen und in den Dünen.

Seine winzigen Blätter haben verschiedene Formen, manchmal runde, manchmal längliche. Sie sind aber niemals wollartig und weiß am unteren Teil, was sie ja vom richtigen Thymian unterscheidet. Die Ernte erfolgt im Frühjahr und zu Beginn der Blütezeit. Man soll die ganze Pflanze in den Feldern oder in den Dünen ernten, besonders in den sonnigen und trockenen Gebieten, wo ihr Duft am stärksten ist.

HEILENDE WIRKUNGEN BEI INNERLICHER ANWENDUNG:

Der Quendel ist eine anregende Pflanze. Sie vermehrt die Energie und die physischen Kräfte, richtet die moralische Haltung wieder auf, fördert das Gedächtnis und bringt die Verdauungsfunktionen, speziell bei geschwächten und nervösen Menschen, wieder in Gang.

Durch seine Wirkung auf das zentrale Nervensystem und die Blutzirkulation beseitigt der Quendel auch Kopfschmerzen, Migräne, Schwindel und Unwohlsein.

Der Quendel desinfiziert die Lungen und ist auch ein wirksames Mittel zur Desinfizierung des Darmes. Er vertreibt die Schmarotzer, die sich im Darm befinden. Infolge seiner harntreibenden Wirkung ist er auch eine gute Hilfe bei der Beseitigung der Zellulitis.

Aufguß: 1 Fingerspitze für eine Tasse kochendes Wasser, 3 bis 4mal am Tag, speziell am Morgen anstatt Kaffee oder Tee.

HEILENDE WIRKUNGEN BEI ÄUSSERLICHER ANWENDUNG:

Ein Absud von Quendel in Olivenöl eignet sich als Kompresse auf Wunden oder auf Insektenstichen.

Quendelöl: Eine Handvoll Quendel in einem Liter Olivenöl 2 Stunden in einem Wasserbad warm machen, dann durchseihen.

Gegen Rheuma- und Ischiasschmerzen einen warmen Umschlag mit einem Brei aus zerhacktem Quendel auflegen.

Wenn Sie einen konzentrierten Absud (1 Handvoll auf 1 Liter Wasser) in ein Vollbad schütten, lindert er die Gicht, Rheuma, Arthritis und regt entkräftete Menschen wieder an. Ein solches Bad kann auch wirkungsvoll unterstützt werden mit Minze, Rosmarin und Lavendel.

BESONDERE EMPFEHLUNG:

Asthmatiker sollten jeden Abend folgenden Aufguß nehmen: 2 Fingerspitzen Quendel, 1 Fingerspitze Thymian, 2 Fingerspitzen Orangenknospen, 1 Fingerspitze Eisenkraut, gezuckert mit Gebirgshonig.

Leberkranke sollten einfach einen Aufguß mit 1 Fingerspitze Quendel und 1 Fingerspitze Anis trinken.

FÜR DIE SCHÖNHEIT:

Jeden Morgen und Abend einen Aufguß aus einer Mischung von Quendel, Thymian, Minze und Erdbeer trinken. Das hilft zum Beseitigen von Mitessern.

Ein konzentrierter Absud (1 Handvoll auf 1 Liter Wasser bis zur Hälfte einkochen lassen) ist ein gutes Kräftigungsmittel für die Kopfhaut und verhindert den Haarausfall.

Die Rose

ROSA GALLICA L.

Man verwendet die Blüten der »Rose von Provins«, die auch noch »Rote Rose«, »Champagner-Rose« oder »Arznei-Rose« genannt wird. Der Rosenstock wächst wild. Um seine Blüten ernten zu können, muß man ihn kultivieren. Er entwickelt sich dann zu einem Busch von 1 bis 1,50 Meter mit dunkelgrünen Blättern. Die Blumen haben zehn rundliche, kräftig rote Blütenblätter. Sie müssen vor dem völligen Aufblühen geerntet werden, im allgemeinen um den Monat Juni herum.

HEILENDE WIRKUNGEN BEI INNERLICHER ANWENDUNG:

Die Rose wirkt leicht zusammenziehend und erhöht zugleich die Spannkraft. Man verwendet sie hauptsächlich für die Gesundheit der Leber, des Darmes und der Nerven.
Aufguß: 3 Fingerspitzen Rosenblütenblätter für 1 Tasse kochendes Wasser, 3 bis 4mal täglich zwischen den Mahlzeiten trinken.

HEILENDE WIRKUNGEN BEI ÄUSSERLICHER ANWENDUNG:

Der Absud von Rosenblütenblättern ist hervorragend geeignet für Augenwaschungen bei Bindehautentzündung. Diesen Absud verwendet man auch zum Gurgeln bei Halsschmerzen.

Bei den meisten Darmstörungen:
3 Fingerspitzen Rosenblütenblätter, 1 Fingerspitze Salbei,
1 Fingerspitze Basilikum als Aufguß jeden Abend nehmen.

FÜR DIE SCHÖNHEIT:

Der Aufguß von Rosenblütenblättern stärkt und schützt
die Haut gegen Angriffe von außen:
2 Fingerspitzen für eine Tasse mit kochendem Wasser, 10
bis 15 Minuten ziehen lassen. – Verwenden Sie ihn zu
lauwarmem Besprühen der Haut vor dem Auflegen kalter
Kompressen.
Das leicht zusammenziehende und erfrischende Rosenwasser verwendet man nach der Reinigungsmilch.
Eine Handvoll Rosenblütenblätter, eingeweicht in ½ Liter
von süßem Mandelöl, ergibt ein geeignetes Öl zur Be-
kämpfung der Augenfalten.
Auf geschwollenen Augen erzielt ein kleiner Umschlag die
beste Wirkung. Dazu werden Rosenblütenblätter in einen
kleinen Baumwollbeutel gefüllt. Der Beutel wird in sehr
heißes Wasser getaucht und dann auf die Augen gelegt.

Der Rosmarin

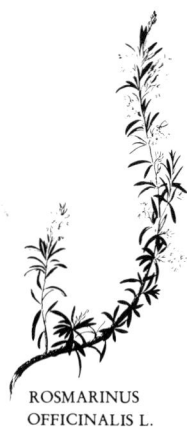

ROSMARINUS
OFFICINALIS L.

Die Griechen nannten ihn »die vortrefflichste Blume«. Manchmal nennt man ihn auch Weihrauchstrauch. Er ist ein Strauch von 1 bis 2 Meter Höhe, immer grün, mit zähen Blättern, oben dunkelgrün, unten wollig und mit blau- bis violettgefärbten Blüten am Blattanfang.

Ursprünglich aus dem Mittelmeergebiet findet man ihn heute in vielen Gärten. Die ganze Pflanze verbreitet einen würzigen Geruch, den man mit Weihrauch und Kampfer vergleichen kann.

HEILENDE WIRKUNGEN BEI INNERLICHER ANWENDUNG:

Der Rosmarin erhöht die Spannkraft bei körperlicher oder geistiger Überanstrengung, auch bei geschwächten oder genesenden Menschen, die sich von einer langen Krankheit erholen.

Ein Aufguß von Rosmarin (1 bis 1½ Fingerspitzen für 1 Tasse, zweimal täglich) ist für alle zu empfehlen.

Infolge seiner anregenden und stärkenden Wirkung wird der Rosmarin zur Verbesserung des Blutkreislaufs empfohlen, ferner dazu, um die Verdauung zu erleichtern und die Gallentätigkeit anzuregen. In diesem Falle nüchtern 1 Tasse trinken und jeweils 1 weitere Tasse vor jeder Mahlzeit.

Ebenso ist der Rosmarin zu empfehlen gegen chronische Bronchitis, Asthma, Keuchhusten und Grippe.

Rosmarin wirkt anregend beim Einreiben auf die Haut, besonders im Falle einer Verstauchung.

Falls Sie ein nervöser oder überarbeiteter Rheumatiker sind, können Sie gute Ergebnisse erzielen, wenn Sie Ihrem Vollbad einen Aufguß von 60 g Rosmarin beifügen. Nehmen Sie abwechselnd für Ihre Bäder Rosmarin, Thymian und Lavendel.

BESONDERE EMPFEHLUNG:

Gegen Asthmaanfälle jeden Morgen einen Aufguß aus Rosmarin, Orangenknospen, Thymian und Quendel (1 Fingerspitze von jeder Pflanze).

Für übermüdete und überanstrengte Menschen:
Je 2 Fingerspitzen Rosmarin, Minze und Salbei als Aufguß nach dem Mittagessen trinken.

ZUR VERWENDUNG IN DER KÜCHE:

Durch die geschmackliche Verbesserung mit Rosmarin werden auf dem Holzkohlengrill zubereitete Gerichte (kleine Bratspieße und Geschmortes) zu einem festlichen Schmaus. Als Bukett in Saucen und in Ragout ist Rosmarin unerreichbar.

FÜR DIE SCHÖNHEIT:

Den Rosmarin mit Malve gemischt einweichen, dann als heiße Kompresse zweimal in der Woche auftragen. Damit verschwinden die Spuren der Müdigkeit im Gesicht ausgezeichnet, besonders bei empfindlicher und ausgetrockneter Haut. Sie bekommen damit wieder eine frische Haut.

Ein Aufguß von Rosmarin, als Kompresse aufgetragen, bringt verquollene Tränensäcke sowie angeschwollene Knöchel wieder in Ordnung. Wenn Sie den Kopf damit einreiben, stärken Sie dadurch die Kopfhaut. Fein auf die Gesichtshaut gesprüht, erhöhen Sie die Spannkraft der welk gewordenen Haut im Gesicht und am Hals.

Der Salbei

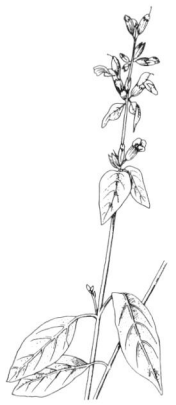

SALVIA
OFFICINALIS L.

Er wird »Griechischer Tee« oder »Heiliges Kraut« genannt und als Arznei seit der Antike verwendet. Sein Name, der vor dem lateinischen Wort salvare (retten, heilen) abgeleitet ist, deutet seine wunderbaren Eigenschaften an. Seit Generationen wiederholt man den Spruch aus dem Mittelalter: »Wie kann ein Mensch sterben, der Salbei in seinem Garten hat?«

Salbei ist ein Strauch von 25 bis 50 cm Höhe und wächst in vielen Gärten, im Süden von Europa auch wild. Man findet ihn oft in der Nähe von Ruinen und vor allem in den Provinzen Languedoc und Provence auf trockenem und steinigem Gelände. Verwendet werden nur seine länglich ovalen, dunkelgrünen, filzartigen, von feinen Ausschnitten gesäumten Blätter. Seine wie bei einer Malve großen Blüten sind violett gefärbt und in Form von Ähren angeordnet. Der günstigste Erntezeitpunkt ist das Frühjahr. Er kann aber auch im Herbst gepflückt werden. Die Pflanze verbreitet einen sehr aromatischen Kampfergeruch.

HEILENDE WIRKUNGEN BEI INNERLICHER ANWENDUNG.

Den verdauungsfördernden, krämpfestillenden Salbei nimmt man als Aufguß nach dem Essen, um den trägen Magen anzuregen, ferner, um allzu reichliche Mahlzeiten gut zu verdauen und um Brechreiz sowie anhaltenden Durchfall zu beschwichtigen. Salbei beruhigt auch bei chronischer Bronchitis und Asthma.

Als Aufguß oder als Wein steigert der Salbei die Vitalität des Organismus durch seine belebenden und für das Nervensystem, die Blutzirkulation und das Herz ausgleichenden Eigenschaften.

Er ist angebracht zur Beseitigung von Schwindel, von nervösem Zittern und außerdem, um Genesende, Überanstrengte und Deprimierte wieder neu zu beleben.

Der Salbei ist auch sehr empfehlenswert wegen seiner Hilfe bei Schweißausbrüchen. Er hält den Nachtschweiß genauso zurück wie den zu starken Schweiß der Hände und der Achselhöhlen. Auch bringt er die Milchabsonderung zum Stillstand und beseitigt anhaltendes Fieber.

Nicht zuletzt hat der Salbei eine östrogenartige Wirkung auf den Genitalbereich der Frau. Die Monatsblutungen kommen wieder, sie werden regelmäßig und die damit zusammenhängenden Schmerzen werden gelindert. Diese Regulierung begünstigt die Empfängnis und wirkt gegen die Störungen der Menopause.

Aufguß: 2 bis 3 Blätter, möglichst frisch, in eine Tasse mit kochendem Wasser, dreimal täglich trinken.

Salbeiwein: 8 bis 10 Tage etwa 20 frische Blätter in 1 Liter eines guten Weiß- oder Rotweines einweichen lassen. 1 bis 3 Suppenlöffel davon nach den Mahlzeiten einnehmen.

HEILENDE WIRKUNGEN BEI ÄUSSERLICHER ANWENDUNG:

Wenn man mit dem heißen Absud von Salbei (4 Fingerspitzen auf 1 Liter Wasser) gurgelt, hat er eine außerordentlich günstige Wirkung gegen Angina, entzündetes Zahnfleisch, Mundfäule und Aphten. Eine stärkere Dosis (1 Handvoll auf 1 Liter Wasser) verwendet man für Vollbäder oder für Kompressen auf Wunden, Flechten oder Ekzemen.

Vollbäder sind zu empfehlen für Genesende, für blutarme Kinder oder für Rheumatiker.

Frische oder trocken zermahlene Blätter schützen die damit eingeriebenen Zähne vor der Karies.

Und endlich verwenden Sie zerriebene Blätter gegen Insekten- und Wespenstiche.

Zum Bekämpfen von Arthritis: einen Aufguß von 1 Fingerspitze Salbei, 1 Fingerspitze Minze.
Ganz besonders empfehlenswert gegen Kreislaufstörungen: 1 Fingerspitze Salbei gemischt mit jeweils 1 Fingerspitze Minze, Anis, Basilikum und Eisenkraut.

ZUR VERWENDUNG IN DER KÜCHE:

In der Provence verwendet man Salbei zu fast allen Gerichten. Er gibt dem Gemüse, den Kartoffeln, Tomaten und dem Fleisch einen ganz besonderen delikaten Geschmack. Kalbsbraten oder Schweinebraten, mit Salbeiblättern gespickt, gewinnen einen auserlesenen Geschmack und werden für den Magen leichter verdaulich.
Auch Ragouts, Wild und Geflügel werden dadurch schmackhafter und besser verdaulich. Probieren Sie einmal ein Omelett mit Salbei und vergessen Sie ihn nicht in einer Suppe à la Provencale.

FÜR DIE SCHÖNHEIT:

Eine Salbeitinktur mit dem Zusatz der gleichen Menge an Rum: Damit den Kopf kräftig einreiben. So bekämpfen Sie wirkungsvoll den Haarausfall.
Tinktur: Die trockenen Blätter in fünfmal größerer Menge von 90%igem Alkohol 10 bis 15 Tage lang einweichen.
1 Kaffeelöffel dieser Tinktur in etwas Zuckerwasser verringert starkes Schwitzen. Wenn Sie zu feuchten Händen neigen, nehmen Sie regelmäßig Handbäder in einem Absud von Salbei (1 Handvoll auf 1 Liter Wasser).
Ein Absud von Salbei als lauwarme Kompresse erhöht die Spannkraft von schlaffer und empfindlicher Haut und beseitigt Hautrötungen. Eine große Handvoll Salbei, in Kölnisch Wasser eingeweicht, ergibt ein ausgezeichnetes Toilettenwasser, das die Haut ruhig und hell macht (1 Suppenlöffel voll in das Reinigungswasser).

Die Schafgarbe

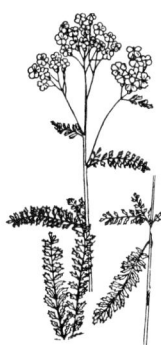

ACHILLEA
MILLEFOLIUM L.

Diese Pflanze kann bis zu 1 Meter hoch werden. Sie hat sehr lange, schmale, lanzenförmige Blätter. Ihre gelben, weißen oder rosa Blüten bilden kräftige Dolden am Ende des Stieles. Die Schafgarbe wächst am Wegesrand, auf Feldern und im allgemeinen auf trockenem Boden. Sie blüht ab Juni und wird bis August geerntet. Sie hat viele Namen. Ihr richtiger Name ist »Achillea«, sie wird aber auch »Zimmermannskraut«, »Tausendlöcherkraut«, »Nasenblutenkraut«, »Teufelsvertreiber« genannt.

Die heilige Hildegard, im Mittelalter Äbtissin der Benediktinerinnen und wegen ihrer medizinischen Kenntnisse weit bekannt, empfahl die Schafgarbe gegen Herzklopfen und gegen Sehstörungen.

HEILENDE WIRKUNGEN BEI INNERLICHER ANWENDUNG:

Durch ihre die Spannkraft erhöhenden und krampfstillenden Eigenschaften bekämpft ein Aufguß von Schafgarbe die allgemeine Müdigkeit und lindert Magen- und Darmkrämpfe und solche der Gebärmutter (schmerzhafte Menstruationen). Die Schafgarbe erzielt auch eine sehr nützliche, zusammenziehende oder blutstillende Wirkung beim Behandeln von Weißfluß, Blutergüssen, Durchfällen, bei zu starken Blutungen während der Menstruation, bei Hämorrhoiden und beim Bettnässen von jungen Kindern.

Als frischer Saft ist sie sehr zu empfehlen bei Erkrankungen des Venensystems, bei Krampfadern, Venenentzündungen und Hämorrhoiden. Die Schafgarbe verwendet man auch zum Heilen von Akne und Flechten.

Aufguß: 2 Fingerspitzen für 1 Tasse kochendes Wasser, 3 Tassen täglich zwischen den Mahlzeiten trinken. Frischer Saft: ½ Glas täglich.

HEILENDE WIRKUNGEN BEI ÄUSSERLICHER ANWENDUNG:

Eine gute Hilfe stellt ein Absud der Schafgarbe dar beim Behandeln von Brandwunden, Insektenstichen, Hämorrhoiden und verschiedenen Quetschungen (1 Handvoll auf 1 Liter Wasser, 10 Minuten lang kochen lassen). Wenn der frische Saft der Pflanze auf eine Schnittwunde geträufelt wird, wirkt er sofort blutstillend. Er beschleunigt auch das Vernarben leichter Verletzungen. Man verwendet ihn ferner mit großem Erfolg gegen Risse der Brust und der Hämorrhoiden.
Ein starker Absud in einem Vollbad beruhigt und bringt die Blutzirkulation wieder in Ordnung.

BESONDERE EMPFEHLUNG:

Bei Störungen in den Wechseljahren jeden Abend einen Aufguß nehmen: 2 Fingerspitzen Schafgarbe, 1 Fingerspitze Salbei, 2 Fingerspitzen Linde.
Zur Beruhigung von Magenkrämpfen einen Aufguß nach den Mahlzeiten: 2 Fingerspitzen Schafgarbe, 5 bis 6 Kamillenblumenköpfe.

FÜR DIE SCHÖNHEIT:

Der folgende Absud kann Ihre Akne und auch Ihre Flechten beseitigen. Geben Sie 3 Fingerspitzen Schafgarbe in ½ Liter kochendes Wasser, lassen Sie 10 Minuten ziehen, filtern Sie dann und zuckern Sie etwas. Trinken Sie 3 Tassen täglich.
Gegen den Kupferausschlag (Couperose), gegen fette Haut mit erweiterten Poren verwenden Sie regelmäßig als Gesichtswasser einen Absud von Schafgarbe und Minze (3 Fingerspitzen von jeder Pflanze).

Die Süßholzwurzel

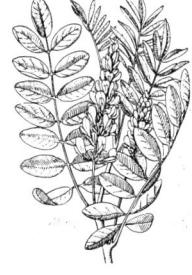

GLYCYRRHIZA
GLABRA

Das Süßholz ist ungefähr mit einem Dutzend verschiedener Arten in den fünf Kontinenten vertreten, aber das offizinelle Süßholz ist eine schon seit langer Zeit im Mittelmeerraum verwendete Pflanze, weil das alte Ägypten sie bereits empfohlen hatte. Man nannte sie süße Wurzel, die ebenso berühmt war wegen ihrer beruhigenden Wirkung wie wegen ihres lieblichen Geschmacks.

Das Süßholz ist eine Pflanze, die eine Höhe von 30 Zentimeter bis zu einem Meter erreichen kann, langlebig, mit einem gestreckten kräftigen und hohlen Stengel. Seine gestielten Blätter setzen sich aus neun bis 17 kleinen ovalen, ungeteilten, grünen Blättern zusammen, die an ihrer unteren Seite klebrig sind. Die blauen, blassen oder lilafarbenen Blüten erscheinen im Juni und Juli. Die Wurzel des Süßholzes ist ein stark verzweigter holziger Wurzelstock mit einem süßen Geschmack.

HEILENDE WIRKUNGEN BEI INNERLICHER ANWENDUNG:

Die Süßholzwurzel wirkt günstig auf Geschwüre des Magens und des Zwölffingerdarmes.Gut ist ihre Wirkung auch bei Magenentzündungen.

Sehr bekannt ist ihre beruhigende Wirkung auf den Husten, aber ebenso ihre auswurffördernde Eigenschaft bei Lungen- und Bronchialbeschwerden.

Eine Kompresse aus einem Aufguß von 100 Gramm Süßholzwurzeln, die zuvor getrocknet und zerkleinert wurden, auf 1 Liter kochendes Wasser (1 Stunde ziehen lassen), beruhigt eine Augenentzündung (Bindehautentzündung).

BESONDERE EMPFEHLUNGEN:

Gegen Husten, Schnupfen und Bronchitis zwei- bis dreimal täglich ein Aufguß für eine Tasse Wasser aus 2 Fingerspitzen Süßholzwurzeln, 2 Fingerspitzen Ysop, 2 Fingerspitzen Thymian, 1 Fingerspitze Rosenblüten, 1 Fingerspitze Quendel.

Für eine bessere Verdauung: Nach den Mahlzeiten ein Aufguß für eine Tasse Wasser aus 3 Fingerspitzen Süßholzwurzeln, 2 Blütenköpfen Kamille, 2 Fingerspitzen Eisenkraut, 2 Fingerspitzen Lindenblüten, 2 Fingerspitzen Melisse.

FÜR DIE SCHÖNHEIT:

Ein schlechter Mundgeruch ist ein Zeichen gefährdeter Gesundheit. Um dem entgegenzuwirken, trinken Sie regelmäßig in kleinen Tassen einen Kaltwasserauszug von 75 Gramm Süßholzwurzeln auf ein Glas Wasser.

Lauwarme Kompressen eines Absuds von Süßholz entspannen am Ende eines Tages das Gesicht.

ANMERKUNG:

Es ist nicht ratsam, die Süßholzwurzel übermäßig zu gebrauchen. Sie enthält nämlich eine Substanz, die mit der Zeit eine Zunahme des Blutdrucks bewirken kann.

Der schwarze Tee

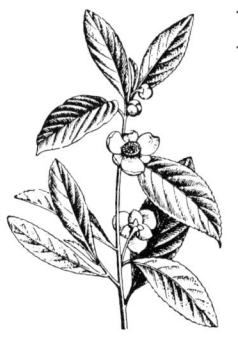

THEA CHINENSIS

Der schwarze Tee besteht aus Blättern oder Knopsen eines exotischen Strauches aus dem Süden von China und von Burma, dem Teebaum, einem Verwandten der Kamelie. Die Blätter sind klein, kurz, oval und spitz. Seine Blüten, ob einzeln oder in Gruppen, besitzen ein halbes Dutzend weiße bis cremefarbige Blättchen. Der Anbau des Teebaums ist in China, Indien, Ceylon, Japan bis zum Kaukasus verbreitet. Seine Weltproduktion beträgt etwa eintausend Tonnen.

HEILENDE WIRKUNGEN BEI INNERLICHER ANWENDUNG:

Bevor der Tee als köstliches Getränk geschätzt wurde, verwendete man ihn im Orient wegen seiner Heilkräfte. Durch seine erstaunliche Wirkung gegen Müdigkeit lindert der Tee die Migräne, die sich nach übermäßiger geistiger Arbeit einstellt. Seine anregende Wirkung auf das zentrale Nervensystem belebt die geistige Regsamkeit, bringt die Wachsamkeit zurück und klärt die Gedanken. Der Tee wird daher den geistig Schaffenden bei intensivem Arbeiten empfohlen.

Außerdem erleichtert und beschleunigt er die Verdauung nach zu schweren Mahlzeiten. Auf die Nieren übt er eine harntreibende Wirkung aus. Er ist nützlich zur Verhütung der Arterienverkalkung.

Rezept: Es gibt eine sehr große, von den verschiedenen Sorten der Teesträucher, vom Standort der Pflanzungen, von der Art der Zubereitung und der Gewohnheiten der großen Konsumländer abhängige Auswahl von Tees.

Die vielfältigen Teearten unterscheiden sich untereinander durch ihr feines Aroma: Orange Pekoe, Souchong Lapsang, grüner Tee, schwarzer Tee aus China, Tee aus Ceylon. Einer der meist empfohlenen Tees ist der aus dem Hochland von Tibet, der Darjeeling. Sehr oft werden die Knospe oder das Blatt mit anderen aromatischen Pflanzen vermischt: Minz-Tee, Rosen-Tee, Jasmin-Tee.

Der bei uns am meisten verwendete Tee ist der von Ceylon. Seine Zubereitung erfolgt nach einem genauen Ritus. In eine Teekanne, die vorher angewärmt wurde, geben Sie 1 oder 2 Löffel Tee und gießen kochendes Wasser darüber. Dann 3 bis 4 Minuten ziehen lassen. Je nach Geschmack geben Sie 1 Zitronenscheibe oder ein bißchen Milch dazu.

BESONDERE EMPFEHLUNG:

Um geistige Müdigkeit zu bekämpfen, trinken Sie im Wechsel Aufgüsse von Tee und Bohnenkraut und Quendel in gleichen Mengen.

FÜR DIE SCHÖNHEIT:

Um Tränensäcke unter den Augen sowie Ringe um die Augen und Rötungen zum Verschwinden zu bringen, gibt es nichts Besseres als Kompressen, getränkt in einem starken Absud von Tee. Zum Erzielen einer besseren oder schnelleren Wirkung legen Sie kalte und warme Kompressen im Wechsel auf.

Wenn Sie die während Ihrer Ferien gewonnene Sonnenbräune lange erhalten wollen, verhelfen Ihnen Anwendungen starker Teeaufgüsse dazu.

Spülen Sie ihr Haar gleichmäßig mit einem starken Teeaufguß. Sie verbergen damit die ersten weißen Haare und geben ihnen einen schönen Glanz.

Die adstringierende und belebende Wirkung des Tees verengt vortrefflich die Poren fetter Haut und erhöht die Spannkraft der empfindlichen und erschlafften Haut. Sprühen Sie dazu einen kalten Teeaufguß auf Ihre Haut.

Der Thymian

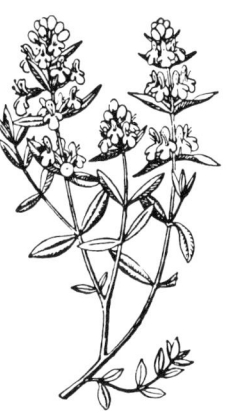

THYMUS VULGARIS L.

Er wird als richtiger Thymian bezeichnet um ihn vom Quendel, dem wilden Thymian, zu unterscheiden. Bei den Südländern nennt man ihn auch »Farigoule« oder »Barigoule«. Sein lateinischer Name lautet »thymus vulgaris«. Thymian ist ein Strauch von 25 bis 40 cm Höhe mit dünnen, aber kräftigen Blättern. Er macht einen staubigen und weißlichen Eindruck, während seine Blüten von einem lebhaften Rot sind. Man findet ihn in warmen und sonnigen Gegenden. Er wird von April bis Juni geerntet, d. h. während der Blütezeit im Frühjahr bis zum Beginn des Sommers.

HEILENDE WIRKUNGEN BEI INNERLICHER ANWENDUNG:

Der Thymian verursacht Ausdauer, beugt gegen Grippe vor und dient zum Behandeln von Schnupfen. Nach jeder ansteckenden Krankheit, nach Überarbeitung oder während der Genesung nehmen Sie 3 Monate lang jeden Tag einen Aufguß von Thymian (2 Fingerspitzen auf 1 Tasse). Gegen Asthma, Ekzeme, Heuschnupfen oder sonstige Allergien erreichen Sie mit dem gleichen Rezept ausgezeichnete Ergebnisse. Der Thymian ist ein vorzügliches Anregungsmittel für geistige Arbeit und für das Gedächtnis. Geistesarbeiter und vor allem junge Leute, die sich auf ein Examen vorbereiten, sollten einen Aufguß entsprechend dem folgenden Rezept nehmen: 1 Fingerspitze Thymian, 1 Löffel voll Honig, 1 Fingerspitze Eisenkraut, 1 Fingerspitze Orangenblüten.

Rheumatiker erzielen mit Thymian-Bädern außergewöhnliche Ergebnisse (dem Badewasser 2 Handvoll Thymian zugeben).
Ein Thymian-Aufguß nach dem Abendessen wirkt ausgezeichnet gegen Verstopfung. Für 1 Tasse: je 1 Fingerspitze Thymian, Quendel, Eisenkraut, Orangenblüten.

HEILENDE WIRKUNGEN BEI ÄUSSERLICHER ANWENDUNG:

Wie der Quendel ist auch der Thymian ein unfehlbares Mittel gegen hartnäckigen Husten und gegen Raucherhusten. Zum Gurgeln verwendet man die nachstehende Lösung: Auf 1 Tasse je 1 Fingerspitze Thymian und Quendel.

BESONDERE EMPFEHLUNG:

Der Thymian-Aufguß schmeckt im allgemeinen fade, in Verbindung mit Quendel oder Minze wird sein Geschmack jedoch angenehmer.
Gegen verschiedene Allergien und gegen Stirnhöhlenvereiterung: täglich einen Aufguß von Thymian und Quendel trinken (2 Fingerspitzen von jeder Pflanze).

ZUR VERWENDUNG IN DER KÜCHE:

Thymian ist ein ausgezeichnetes Gewürz, wenn Sie ihn im Bündel wie den Lorbeer verwenden. Er sollte allen Gerichten beigegeben werden, ganz gleich ob es sich um Fleisch, Fisch oder Gemüse handelt.

FÜR DIE SCHÖNHEIT:

Um die Erneuerung der Hautzellen zu fördern und sich eine gesunde Haut zu erhalten, tragen Sie abends etwas Thymiansalbe auf die gereinigte Haut auf.
Salbe: Im Wasserbad 2 Stunden die gleiche Menge Thymian, Lavendel sowie Zitronen-Rinde und dazu deren

doppelte Menge an Schweineschmalz * erhitzen. Danach filtern und im Kühlschrank in einem gut verschlossenen Topf aufbewahren.

Ein sehr starker Aufguß von Thymian (1 Handvoll für 1 Liter Wasser) als Kompresse aufgetragen, belebt die Blutzirkulation und vertreibt die Spuren von Müdigkeit aus Ihrem Gesicht.

Zu einem Aufguß von Thymian und Eisenkraut (2 Fingerspitzen Thymian, 1 Fingerspitze Eisenkraut) ist denjenigen zu raten, die eine trockene oder ausgetrocknete Haut haben. Der Aufguß macht die Oberhaut wieder samtweich. Für die welke und schlaffe Haut verwenden Sie lieber folgende Mischung: Thymian, Lavendel und Rosmarin in jeweils gleicher Menge.

* siehe Abschnitt »Erläuterungen«

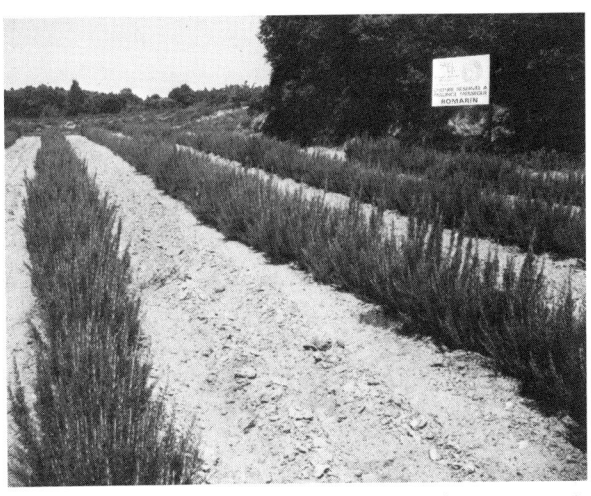

Eine Rosmarin-Pflanzung. Nur Sonne und Regen sowie unberührter Boden sind die Grundlage für die ausgezeichnete Wirkung der Mességué-Kräuter.

Die
Wacholderbeeren

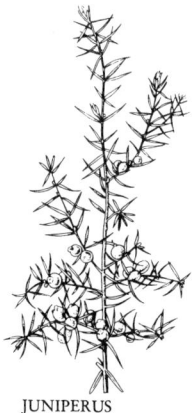

JUNIPERUS
COMMUNIS

Beim Wachholder handelt es sich um kleine, bläuliche Beeren, den Früchten des gemeinen Wacholderbaumes. Dieser kleine Nadelbaum, Wacholder oder auch Petron genannt, mit kleinen, spitzen, spindelförmigen Blättern, wächst in Form einer schmalen Pyramide. Die Früchte haben einen Durchmesser von 5 bis 7 mm und tragen an ihrer Spitze eine sternförmige Ritze. Sie bleiben 2 Jahre lang grün, bevor sie reif werden. Dann werden sie blau-schwarz. Der Wacholderbaum ist in ganz Frankreich verbreitet bis in das Hochgebirge.

HEILENDE WIRKUNGEN BEI INNERLICHER ANWENDUNG:

Ein Aufguß von Wacholderbeeren in kleiner Dosis stärkt den Magen, regt den Appetit an, erleichtert die Verdauung, beseitigt Verdauungsschmerzen und die Darmgase (1 Suppenlöffel Wacholderbeeren auf 1 Liter: 1 Glas vor jeder Mahlzeit).
Wacholderbeeren in stärkerer Dosis bilden ein allgemeines Reizmittel zur Schweiß- und Harnabsonderung und begünstigen das Ausscheiden der Harnsäure und der Giftstoffe. Sie sind auch wirksam bei Wassersucht, Nierensteinen, Entzündung der Harnblase, Erkrankung des Harnleiters, bei Hautleiden, Rheumatismus, Gicht und Hitzewellen (2 bis 3 Suppenlöffel zermahlener Wacholderbeeren in 1 Liter Wasser oder Weißwein einweichen, davon 1 bis 2 Gläser am Tag einige Zeit nach den Mahlzeiten trinken).
Bei Auftreten von Epidemien ist das Kauen von Beeren zu empfehlen. Das gilt auch für Leute, die ständig mit kranken Menschen in Kontakt sind.

Das Verbrennen von Wacholderbeeren verschafft Erleichterung bei Schnupfen.

Einen Absud benutzt man gerne als keimtötendes und als Mittel zum Vernarben von Ekzemen und Akne.

Vollbäder mit dem Zusatz eines Absuds aus 2 kg Zweigen und einer großen Handvoll Wacholderbeeren sind besonders wirksam bei Rheuma, Gicht und Hautausschlägen.

Die frischen, zermahlenen Wacholderbeeren trägt man auf hartnäckige Wunden und Ödeme auf. Einreibungen mit Öl aus Wacholderbeeren (1 Handvoll zermahlener, eingeweichter Beeren einen Monat in ½ Liter Olivenöl in die Sonne stellen) lindern Nerven-, Rheuma- und Muskelschmerzen sowie Hexenschuß.

BESONDERE EMPFEHLUNG:

Diabetiker trinken nach jeder Mahlzeit einen Aufguß nur von Wacholderbeeren, Leute mit einer Entzündung der Harnwege jeden Abend folgenden Aufguß: 2 Fingerspitzen Wacholderbeeren, 1 Fingerspitze Thymian, 1 Fingerspitze Rosmarin und 2 Fingerspitzen Quendel.

ZUR VERWENDUNG IN DER KÜCHE:

Die Wacholderbeeren dienen zur Geschmacksverbesserung von Sauerkraut, Pökelfleisch, marinierten Gerichten und von Fischsuppen. Auch Wild, gegrillte Fische und Saucen werden damit schmackhafter.

FÜR DIE SCHÖNHEIT:

Lauwarme Besprühungen mit einem Aufguß von Wacholderbeeren (1 Suppenlöffel für 1 Liter Wasser) bekommen gereizter, fetter und Akne-Haut gut.

Wiederholtes Massieren der Kopfhaut mit einem Kaltwasserauszug von Wacholderbeeren, Schafgarbe und Rosmarin (3 Fingerspitzen von jeder Pflanze auf 1 Liter Wasser) ist ausgezeichnet gegen Haarausfall.

Der Ysop

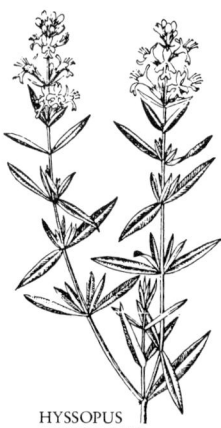

HYSSOPUS
OFFICINALIS

Der Ysop gehört zu den langlebigen Sträuchern. Er wächst in kleinen Büschen von 20 bis 50 cm, die sich schnell ausbreiten und die kalkhaltigen Gegenden im Süden von Frankreich bevorzugen. Aus seinem unteren holzartigen Stiel erheben sich viele gerade, viereckige Zweige mit vielen Blättern. Diese länglichen und schmalen Blätter tragen meist an den Blattachseln kleinere Blätter. Die Blüten mit ihrer lebhaften blauen, seltener weißen oder rötlichen Farbe, bilden am oberen Teil des Stieles kleine Bündel, die alle in der gleichen Richtung stehen und in einer schmalen Ähre vereinigt sind.

Ihre Blütenzeit dauert den ganzen Sommer über.

Die ganze Pflanze strömt einen angenehmen, sehr aromatischen Duft aus und besitzt einen scharfen und ein wenig bitteren Geschmack. Man verwendet die Blätter und die oberen Blüten.

HEILENDE WIRKUNGEN BEI INNERLICHER ANWENDUNG:

Vor allem gegen die Erkrankungen der Luftröhre (Grippe, Schnupfen, Bronchitis, Asthma) ist der honigartige Aufguß des Ysops sehr geschätzt. Er begünstigt die Atmung, lindert die Beklemmung, löst die Verschleimung der Bronchien und erleichtert das Auswerfen.

Der kräftige Ysop gibt den Schwachen wieder Spannkraft, regt den Appetit an, reguliert die Verdauung und auch die unregelmäßige Menstruation. Auch bei Blähungen, bei schwerer und schmerzhafter Verdauung und bei Koliken hilft der Ysop.

Er ist ein gutes Mittel gegen Würmer und er fördert das Ausscheiden der Darmparasiten. Der leicht harntreibende Aufguß des Ysops leistet gute Dienste gegen Rheumatismus, gegen Wassersucht, Hautkrankheiten und gegen Nierensteine.

Aufguß: 3 bis 4 Fingerspitzen auf 1 Liter. Bei Beginn des Kochens Wasser wegnehmen, 1 Stunde ziehen lassen, 2 bis 3 Tassen täglich trinken.

Achtung! Von nervösen Leuten muß der Ysopaufguß mit Vorsicht eingenommen werden.

HEILENDE WIRKUNGEN BEI ÄUSSERLICHER ANWENDUNG:

Der Aufguß von Ysop wird auch zum Gurgeln verwendet. Er lindert die Halsschmerzen und die Entzündung der Mandeln. Durch das Auflegen auf Wunden fördert der Ysop die Vernarbung und lindert die Schmerzen. Kompressen mit gekochtem Ysop beruhigen die Entzündung der Augenlieder und im besonderen der Augentaschen.

Aufguß: 2 Handvoll auf 1 Liter Wasser.

BESONDERE EMPFEHLUNG:

Bei Asthma: 2 Fingerspitzen Ysop, 2 Fingerspitzen Malve, 1 Fingerspitze Fenchelsamen.

Bei Magenschwäche und schlechter Verdauung: 2 Fingerspitzen Ysop und 2 Fingerspitzen Kamille.

ZUR VERWENDUNG IN DER KÜCHE:

Nur im Süden wird der Ysop noch in der Küche verwendet. Die Blätter werden zerhackt wie Petersilie oder Kerbel und geben den Suppen, den Braten und den Füllungen ein pikantes Aroma.

Ein Ysop-Aufguß (2 Handvoll auf 1 Liter Wasser) wird
für die Pflege einer dünnen Haut empfohlen und
speziell zur Linderung von Entzündungen durch Sonnen-
brand.

Tinktur: Trockene Blätter 10 bis 15 Tage lang in einer
fünfmal größeren Menge Alkohol von 90 % einweichen. 1
Kaffeelöffel dieser Tinktur in etwas Zuckerwasser stärkt
den Haarwuchs.

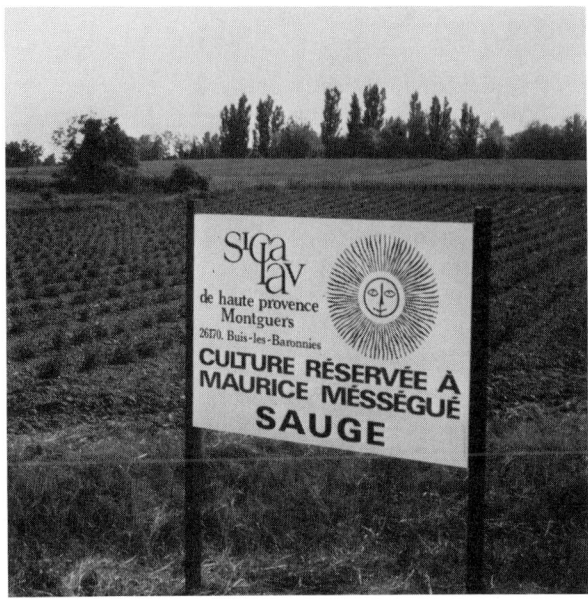

Eine Anpflanzung von Salbei. Wegen der günstigen Vege-
tation im Süden Frankreichs und im Atlas-Hochgebirge
von Marokko werden die Heilkräuter von Maurice Mességué dort angepflanzt.

Gesundheitsrezepte

nach Maurice Mességué

Die Wirksamkeit der Kräuter und Pflanzen, die in diesem Buch beschrieben werden, und natürlich aller sonstigen Heilpflanzen, wird von Maurice Mességué ausdrücklich davon abhängig gemacht, daß drei wichtige Voraussetzungen bzw. Forderungen erfüllt werden:

1. Die Pflanzen dürfen nicht chemisch behandelt sein, sie würden sonst mehr schaden als nützen,
2. sie müssen so frisch wie möglich sein, dürfen also nicht durch zu langes Herumliegen, z. B. in Schubladen, »tot« sein,
3. sie müssen auf einem nährstoffreichen Boden gewachsen sein, damit sie selbst genügend Kräfte und somit die Grundlage für eine heilende Wirkung besitzen.

Zum täglichen oder gelegentlichen Gebrauch und zur Unterstützung der ärztlichen Behandlung, die in jedem Krankheitsfall angeraten ist, sind folgende von Maurice Mességué erprobte und von ihm empfohlene Rezepte zusammengestellt. Wenn nicht anders vermerkt, gelten die Zusammenstellungen für einen Aufguß in einer großen Tasse. Vorweg einige allgemeine Rezepte:

TEE FÜR DEN GANZEN TAG:

2 Fingerspitzen Minze, 1 Fingerspitze Anis für eine große Tasse, morgens, mittags und abends.
Dieser Tee ist leicht, erfrischend und sehr bekömmlich für die Verdauung.

BLUTREINIGUNGSTEE:

Je 1 Fingerspitze Brennessel, Anis, Salbei, Minze, Rosmarin, Löwenzahn und Orangenknospen für eine große Tasse.

Hier nun die speziellen Gesundheitsrezepte:

Je 2 Fingerspitzen Eisenkraut, Malvenblüten, je 1 Fingerspitze Fenchel, Salbei.
2–4 Tassen pro Tag, außerdem viel Knoblauch, Zwiebeln und Kohl essen. Umschläge mit warmen Kohlblättern, alle 15 Minuten wechseln.

2. AKNE

Je 2 Fingerspitzen Lindenblüten, Schafgarbe, Thymian, je 1 Fingerspitze Minze, Orangenknospen, Quendel, Ysop.
2–4 Tassen pro Tag, ferner viel Knoblauch, Zwiebeln und Kohl essen.

3. ALLERGIEN

Je 1 Fingerspitze Anis, Basilikum, Eisenkraut, Rosmarin, Thymian, Melisse, Löwenzahn, Orangenknospen, Citronellkraut.
2–4 Tassen pro Tag, dazu viel Knoblauch und Zwiebeln essen.

3. ANÄMIE

3 Fingerspitzen Rosmarin, je 1 Fingerspitze Salbei, Bohnenkraut, Brennessel.
3–4 Tassen pro Tag, ferner viel Spinat, Karotten und Rettich essen.

5. ANGINA

Je 2 Fingerspitzen Salbei, Thymian, je 1 Fingerspitze Basilikum, Malvenblüten, Schafgarbe.
3–4 Tassen pro Tag.

6. ANGINA PECTORIS

Je 2 Fingerspitzen Lindenblüten, Salbei, je 1 Fingerspitze Schafgarbe, Rosenknospen, Melisse.
2–3 Tassen pro Tag.

7. ANGSTZUSTÄNDE

Je 1 Fingerspitze Kamille, Eisenkraut, Lindenblüten, Minze, Basilikum, Melisse.
Nach Belieben.

8. ARTERIOSKLEROSE

Je 1 Fingerspitze Majoran, Minze, Salbei, Orangenknospen.
2–4 Tassen pro Tag, außerdem viel Knoblauch essen.

9. ARTHRITIS

Je 2 Fingerspitzen Thymian, je 1 Fingerspitze Basilikum, Quendel, Salbei, Schafgarbe, Rosmarin, Melisse, Ysop, Brennessel.
2–3 Tassen pro Tag.

10. ARTHROSE

2 Fingerspitzen Thymian, je 1 Fingerspitze Basilikum, Minze, Rosmarin, Salbei, Ysop, Melisse, Orangenknospen.
2–3 Tassen pro Tag, ferner viel Knoblauch essen.

11. AUFSTOSSEN (SAURES)

2 Fingerspitzen Anis, je 1 Fingerspitze Kamille, Lavendel, Minze.
2–3 Tassen pro Tag.

2 Fingerspitzen Eisenkraut, je 1 Fingerspitze Quendel, Rosmarin, Thymian, Lavendel, Minze, Citronellkraut, Melisse.
2–4 Tassen pro Tag
oder:
2 Fingerspitzen Lindenblüten, je 1 Fingerspitze Lavendel, Malvenblüten, Salbei, Basilikum, Kamille.
2–4 Tassen pro Tag.
oder:
Je 3 Fingerspitzen Eukalyptusblätter, Ysop, 2 Fingerspitzen Thymian, je 1 Fingerspitze Rosmarin, Lavendel, Quendel.
2–3 Tassen pro Tag.

13. BLUTDRUCK (ZUM REGULIEREN)

Je 1 Fingerspitze Basilikum, Eisenkraut, Kamille, Minze, Melisse.
1–3 Tassen pro Tag, außerdem viel Knoblauch und Zwiebeln essen.

14. BLUTDRUCK (NIEDRIG)

Je 1 Fingerspitze Kamille, Minze, Rosmarin, Bohnenkraut.
1–3 Tassen pro Tag, ferner viel Knoblauch essen.

15. BLUTDRUCK (HOCH)

Je 1 Fingerspitze Anis, Basilikum, Salbei, Thymian, Melisse, Lindensplint.
2–4 Tassen pro Tag, ferner viel Knoblauch essen.
oder:
3 Fingerspitzen Olivenblätter, je 2 Fingerspitzen Orangenknospen, Lindensplint, Heidekraut. 1 Tasse pro Tag.

16. BLUTKREISLAUF (STÖRUNGEN)

Je 1 Fingerspitze Anis, Basilikum, Eisenkraut, Minze, Salbei, Brennessel, Ysop, Lindensplint.
2–4 Tassen pro Tag.

17. BRONCHITIS

Je 1 Fingerspitze Eisenkraut, Quendel, Rosmarin, Thymian, Ysop, Citronellkraut.
2–3 Tassen pro Tag, außerdem viel Knoblauch, Zwiebeln und Kohl essen.
oder:
Je 2 Fingerspitzen Süßholzwurzeln, Ysop, Thymian, je 1 Fingerspitze Rosenblüten, Quendel.
2–3 Tassen pro Tag.

18. CHOLESTERIN

3 Fingerspitzen Salbei, 2 Fingerspitzen Fenchel, je 1 Fingerspitze Lavendel, Lindensplint, Citronellkraut, Melisse, Löwenzahn.
3–4 Tassen pro Tag.

19. DEPRESSIONEN (NERVEN)

Je 1 Fingerspitze Eisenkraut, Lindenblüten, Salbei, Thymian, Rosenknospen, Schafgarbe, Kamille, Ysop.

20. DIABETES (ZUM LINDERN)

Je 2 Fingerspitzen Lindensplint, Wacholderbeeren.
oder:
Je 2 Fingerspitzen Olivenblätter, Eukalyptusblätter, Brennessel, Salbei.
1 Tasse pro Tag.

21. EKZEM (JUCKFLECHTE)

Je 1 Fingerspitze Basilikum, Eisenkraut, Quendel, Rosmarin, Salbei, Thymian, Löwenzahn, Ysop, Citronellkraut, Lavendel.
1 Tasse jeden Abend, ferner Kohl essen.

22. FETTLEIBIGKEIT

Je 2 Fingerspitzen Eisenkraut, Minze, je 1 Fingerspitze Anis, Basilikum, Orangenknospen, Lindensplint, Löwenzahn.
2–3 Tassen pro Tag.

23. FIEBER

2 Fingerspitzen Eisenkraut, je 1 Fingerspitze Minze, Schafgarbe, Heidekraut, Quendel.
3–4 Tassen pro Tag.

24. FRIGIDITÄT

2 Fingerspitzen Bohnenkraut, je 1 Fingerspitze Basilikum, Rosmarin, Salbei, Orangenknospen, Lindenblüten, Melisse, Löwenzahn, Brennessel.
1 Tasse jeden Abend.

25. GALLENKOLIKEN

3 Fingerspitzen Minze, je 1 Fingerspitze Rosmarin, Salbei, Löwenzahn, Lindensplint, Heidekraut.
2–3 Tassen pro Tag.
Dazu: 1.) Heiße Kompressen auf die Galle.
2.) Warme Kohlumschläge.

26. GALLENSTEINE

Je 1 Fingerspitze Lindensplint, Lindenblüten, Minze, Löwenzahn, Melisse, Heidekraut.
2–3 Tassen pro Tag.
Ferner: Heiße Kompressen auf die Galle.

27. GELBSUCHT

Je 2 Fingerspitzen Lindenblüten, Rosmarin, Thymian, je 1 Fingerspitze Lindensplint, Heidekraut, Ysop.
2 Tassen pro Tag, außerdem viel Knoblauch und Zwiebeln essen.

28. GESCHWÜRE

Je 1 Fingerspitze Bohnenkraut, Eisenkraut, Salbei, Basilikum, Anis, Ysop, Melisse.
2–4 Tassen pro Tag, ferner: Kohl essen und Umschläge mit warmen Kohlblättern.

29. GICHT

Je 2 Fingerspitzen Lindensplint, Minze, je 1 Fingerspitze Thymian, Orangenknospen, Heidekraut.
2–3 Tassen pro Tag, außerdem viel Knoblauch, Zwiebeln und Erdbeeren essen.

30. GRIPPE

Je 2 Fingerspitzen Quendel, Thymian, je 1 Fingerspitze Salbei, Ysop.
3–4 Tassen pro Tag, ferner viel Knoblauch und Zwiebeln essen.

31. GÜRTELFLECHTE

Je 1 Fingerspitze Kerbel, Lavendel, Lindenblüten, Rosmarin, Thymian, Ysop.
1–3 Tassen pro Tag und viel Knoblauch essen.

32. HÄMORRHOIDEN

2 Fingerspitzen Lavendel, je 1 Fingerspitze Eisenkraut, Salbei, Schafgarbe, Lindensplint, Löwenzahn, Brennessel.
2–4 Tassen pro Tag.

33. HARNSTEINE

4 Fingerspitzen Lindensplint, je 1 Fingerspitze Minze, Ysop, Heidekraut, Lavendel, Orangenknospen, Erdbeerblätter.
3–4 Tassen pro Tag.

34. HARNVERHALTEN

Je 2 Fingerspitzen Erdbeerblätter, Minze, je 1 Fingerspitze Basilikum, Heidekraut, Lindensplint, Löwenzahn, Orangenknospen.
2–3 Tassen pro Tag.

35. HAUT (KRANKHEITEN DER)

Je 2 Fingerspitzen Schafgarbe, Thymian, je 1 Fingerspitze Erdbeerblätter, Salbei, Orangenknospen, Löwenzahn, Melisse.
2–3 Tassen pro Tag. Außerdem viel Knoblauch, Zwiebeln und Kohl essen.

36. HERZKLOPFEN

Je 1 Fingerspitze Anis, Bohnenkraut, Fenchel, Kerbel, Minze, Melisse, Ysop, Orangenknospen, Lindenblüten.

37. HUSTEN

2 Fingerspitzen Malvenblüten, je 1 Fingerspitze Quendel, Salbei, Thymian, Ysop, Orangenknospen.
2–4 Tassen pro Tag.

38. IMPOTENZ

2 Fingerspitzen Bohnenkraut, je 1 Fingerspitze Eisenkraut, Minze, Rosmarin, Brennessel, Löwenzahn, Melisse. Jeden Abend. Jeden 2. Tag abwechseln mit: 6 Fingerspitzen Bohnenkraut. Ferner viel Knoblauch und Kohl essen.

39. INFARKT (ZUM VORBEUGEN GEGEN)

Je 2 Fingerspitzen Lindenblüten, Salbei, je 1 Fingerspitze Rosenknospen, Melisse.

40. ISCHIAS

Je 2 Fingerspitzen Minze, Thymian, je 1 Fingerspitze Kamille, Rosmarin.
3–4 Tassen pro Tag. Dazu Umschläge mit warmen Kohlblättern.

41. KEUCHHUSTEN

Je 1 Fingerspitze Eisenkraut, Lavendel, Majoran, Thymian.
2–3 Tassen pro Tag.

42. KOLIKEN

Je 2 Fingerspitzen Lavendel, Lindenblüten, Majoran, Malven, je 1 Fingerspitze Löwenzahn, Orangenknospen, Heidekraut.
2 Tassen pro Tag.

43. KONVULSIONEN

3 Fingerspitzen Lindenblüten, 2 Fingerspitzen Malven.

44. KRÄMPFE

Je 1 Fingerspitze Eisenkraut, Lindenblüten, Schafgarbe, Thymian.
2–4 Tassen pro Tag.

45. KRAMPFADERN

Je 1 Fingerspitze Basilikum, Eisenkraut, Minze, Salbei, Lavendel, Anis, Brennessel, Löwenzahn.
1–2 Tassen pro Tag.

46. LEBER

Je 1 Fingerspitze Anis, Basilikum, Bohnenkraut, Minze, Rosmarin, Melisse, Ysop, Lindenblüten, Orangenknospen.

1 Tasse nach den Mahlzeiten. Viel Knoblauch, Zwiebeln und Kohl essen.

47. LUFTSCHLUCKEN

Je 1 Fingerspitze Anis, Fenchel, Salbei.
2–4 Tassen pro Tag.

48. MAGENKRÄMPFE

3 Fingerspitzen Salbei, 2 Fingerspitzen Lavendel, je 1 Fingerspitze Anis, Majoran, Minze, Basilikum.
1 Tasse vor den Mahlzeiten.

49. MENSTRUATION (UNGENÜGEND ODER UNREGELMÄSSIG)

Je 2 Fingerspitzen Salbei, Schafgarbe, je 1 Fingerspitze Minze, Thymian, Orangenknospen, Melisse, Ysop.
2–4 Tassen pro Tag und viel Knoblauch essen.

50. MIGRÄNE

Je 1 Fingerspitze Basilikum, Eisenkraut, Kamille, Quendel, Melisse, Ysop, Kerbel, Majoran, Orangenknospen.

51. NEURALGIE

2 Fingerspitzen Eisenkraut, 1 Fingerspitze Lindenblüten.
Jeden Abend.

52. NEURASTHENIE/NEUROSE

Je 1 Fingerspitze Eisenkraut, Lindenblüten, Salbei, Thymian, Melisse, Orangenknospen.

1 Tasse jeden Abend.

53. NIERENKOLIKEN

Je 2 Fingerspitzen Eisenkraut, Lindensplint, je 1 Fingerspitze Orangenknospen, Citronnellkraut, Minze.
2–3 Tassen pro Tag.

54. OHRENSAUSEN

2 Fingerspitzen Salbei, 1 Fingerspitze Eisenkraut oder: 2 Fingerspitzen Wacholderbeeren.

55. RHEUMATISMUS

Je 2 Fingerspitzen Rosmarin, Salbei, je 1 Fingerspitze Kamille, Lavendel, Kerbel, Erdbeerblätter, Heidekraut, Rosenknospen.
4 Tassen pro Tag, ferner viel Knoblauch, Zwiebeln und Kohl essen. Warme Kohlumschläge.

56. SCHLAFLOSIGKEIT

Je 1 Fingerspitze Kamille, Minze, Lindenblüten, Eisenkraut, Orangenknospen, Melisse.
Jeden Abend.

57. SCHNUPFEN (HEUSCHNUPFEN)

Je 2 Fingerspitzen Quendel, Thymian, je 1 Fingerspitze Rosmarin, Erdbeerblätter, Ysop, Löwenzahn.
3–4 Tassen pro Tag.

58. SCHUPPENFLECHTE

Je 2 Fingerspitzen Kamille, Lavendel, Lindenblüten, Salbei, Thymian.
3 Tassen pro Tag.

59. SCHWEISS

2 Fingerspitzen Salbei, 1 Fingerspitze Rosmarin.
Jeden Abend.

60. SCHWINDEL

2 Fingerspitzen Anis, je 1 Fingerspitze Basilikum, Minze, Salbei, Lindensplint.
1 Tasse nach den Mahlzeiten, ferner viel Knoblauch und Zwiebeln essen.

61. SINUSITIS

Je 2 Fingerspitzen Quendel, Thymian, je 1 Fingerspitze Rosenknospen, Ysop.
3–4 Tassen pro Tag.

62. VERDAUUNGSSTÖRUNGEN

Je 1 Fingerspitze Anis, Basilikum, Bohnenkraut, Minze, Kerbel, Citronnellkraut, Melisse, Brennessel.
1 Tasse jeden Abend.

63. VERSTOPFUNG

Je 1 Fingerspitze Anis, Basilikum, Eisenkraut, Kamille, Salbei, Melisse, Ysop, Erdbeerblätter, Minze, Rosenknospen, Citronellkraut.
1–3 Tassen pro Tag.

64. WECHSELJAHRE

2 Fingerspitzen Salbei, je 1 Fingerspitze Basilikum, Fenchel, Minze, Rosenknospen, Brennessel, Löwenzahn.
2 Tassen pro Tag und viel Knoblauch essen.

65. ZAHNFLEISCHENTZÜNDUNGEN

2 Fingerspitzen Thymian, je 1 Fingerspitze Lindenblüten, Malvenblüten.

66. ZELLULITIS

Je 1 Fingerspitze Basilikum, Eisenkraut, Lavendel, Lindenblüten, Minze, Lindensplint, Erdbeerblätter, Heidekraut, Orangenknospen, Melisse, Löwenzahn.
3–4 Tassen pro Tag.

67. LIEBESTEE

Je 1 Fingerspitze Minze, Eisenkraut.
1 Tasse pro Tag.
oder:
3 Fingerspitzen Bohnenkraut, je 1 Fingerspitze Orangenknospen, Minze.
1 Tasse jeden Abend.

Erläuterungen

Bei den zahlreichen Anwendungsvorschlägen der Kräuter für die Gesundheits- und Schönheitspflege kehren bestimmte Begriffe über innerliche und äußerliche Anwendung wieder, die der Klarheit wegen hier kurz erläutert werden sollen:

DER AUFGUSS,

auch Infusion genannt, ist die geläufigste Art der Zubereitung von Kräutertees. Die Pflanzen oder Pflanzenteile werden in einem Gefäß mit kochendem Wasser übergossen und das Gefäß wird zugedeckt. Lassen Sie dann das Ganze einige Minuten ziehen. Der Aufguß kommt vor allem bei zarten Pflanzen in Frage.

DER ABSUD (Abkochung),

auch als Dedoktion bekannt, wird so zubereitet: die Pflanzen oder Kräuter werden in das kochende Wasser gegeben und darin noch etwa 10 Minuten lang zugedeckt gekocht.

DER KALTWASSERAUSZUG ODER DIE BEIZE (Einweichung)

oder auch Mazeration verlangt etwas mehr Geduld und Zeit. Die Pflanzen werden in einer kalten Flüssigkeit wie Wasser, Alkohol (45 %), Wein, Bier, Apfelwein oder Öl usw. eingeweicht und bleiben dann einige Zeit in dieser Flüssigkeit stehen, damit sich die wichtigen Pflanzenbestandteile in ihr verbreiten können. Danach wird die Flüssigkeit abgeseiht. Bei Wasser ist eine Dauer von 6–12 Stunden angebracht, bei alkoholischen Flüssigkeiten sind auch etliche Tage vertretbar.

DIE TINKTUR

gewinnen Sie am besten, wenn Sie die pulverisierten Pflanzenteile 2–3 Tage lang in 90prozentigem Alkohol einweichen und auslaugen lassen und durch ein Tuch filtern.

DER UMSCHLAG (Breiumschlag)

dient der äußerlichen Anwendung. Am zweckmäßigsten ist es, wenn Sie die Kräuter in ein Leintuch oder in etwas Verbandsstoff tun und dann auf die im Rezept genannte Stelle legen. Je stärker die Reizwirkung der Pflanze auf die Haut ist, desto kräftiger sollte der verwendete Stoff für den Umschlag sein. Die günstigste Temperatur für den Breiumschlag liegt bei etwa 45° C.

DIE KOMPRESSE

wird mit den angegebenen Flüssigkeiten des Aufgusses oder des Absuds zubereitet. Sie tränken damit ein größeres Stück Tuch oder auch Watte (Flanell, Zellstoff). Legen Sie die Kompresse einige Minuten auf.

DIE LOTION

Dafür verwenden Sie entweder einen Aufguß oder einen Absud, indem Sie die Flüssigkeit auf der zu behandelnden Hautpartie einmassieren.

ZUR SALBENHERSTELLUNG

hat Maurice Mességué bei verschiedenen Rezepten die Verwendung von Schweineschmalz empfohlen. Hierzu wird ausdrücklich darauf hingewiesen, daß die in Apotheken erhältliche Eucerin-Salbe die gleichen oder gar besseren Voraussetzungen für die Herstellung der genannten Salben bietet.

Stichwortverzeichnis Gesundheit

Auf den angegebenen Seiten sind jeweils auch die Rezepte der empfohlenen Kräutertees zu finden. Spezielle Kräutertees zum Gurgeln, für Kompressen, Umschläge, Teilbäder oder Vollbäder sind gesondert unter diesen Stichworten aufgeführt.

Umschläge

Stichwortverzeichnis Schönheit

Dieser Abschnitt enthält in erster Linie die spezifischen sachbezogenen Stichwörter und daher nur einige wenige Wiederholungen von Stichwörtern aus dem Abschnitt »Gesundheit«.

Rezepturen von Maurice Mességué mit einem Blick

Hinweis für das Aufbereiten und Aufbewahren der Mességué-Kräuter

Maurice Mességué legt Wert darauf, daß die bei seinen Rezepturen angegebenen Mengen (Fingerspitze) an Kräutern von Fall zu Fall für die Zubereitung einzeln aus den Frischhaltetüten entnommen werden.

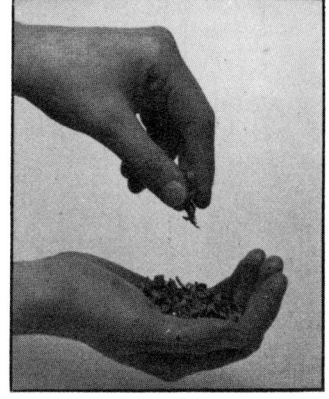

Das ist verständlich, weil bei Mischungen grundsätzlich die schweren Kräuter unten und die leichten Kräuter obenauf zu liegen kommen. Dadurch würde die beabsichtigte Wirkung verfälscht.

(Prise = Fingerspitze, siehe Abbildung)

Wenn nichts anderes vermerkt ist, gelten die angegebenen Mengen bei Rezepturen von Maurice Mességué für eine große Tasse (1/4 l) Wasser.

Im allgemeinen empfiehlt Maurice Mességué, den Kräutertee 1-2 Minuten aufzukochen, vom Feuer zu nehmen und danach 10 Minuten ziehen zu lassen. (Beachten Sie die Seiten 104 und 105).

Aufbewahrung:
Am besten bewahren Sie die Kräuter in der Originalpackung (Frischhaltepackung) von Maurice Mességué auf. Zum Süßen verwende man grundsätzlich Honig.

Tabellarische Aufstellung auf den nächsten Seiten.

Die Zahlen in den Kästchen geben die jeweiligen Anteile (Fingerspitzen) an.

Beschwerde	Anis (1)	Basilikum (2)	Bohnenkraut (3)	Brennessel (4)	Citronellkraut (5)	Eisenkraut (6)	Enzian (7)	Wilde Erdbeere (8)	Eukalyptus (9)	Fenchel (10)	Heidekraut (11)	Kamille (12)	Kerbel (13)	Lavendel (14)	Lindenblüte (15)	Lindenspint (16)	Löwenzahn (17)	Lorbeer (18)	Majoran (19)	Malve (20)	Melisse (21)	Minze (22)	Olive (23)	Orangenknospe (24)	Quendel (25)	Rosenknospe (26)	Rosmarin (27)	Salbei (28)	Schafgarbe (29)	Süßholzwurzel (30)	Thymian (31)	Wacholderbeeren (32)	Ysop (33)	1 Tasse	2-3 Tassen täglich	3-4 Tassen täglich	nach Belieben	Anmerkung siehe unten
Abszess									1	1										2					1								1			■		A
Akne		1			1	2								2			1				1	1		1			1	1	2		2	1				■		A
Allergien	1			1		1																		1			1				1					■		B
Anämie	1		1	1																							3	1			2					■		C
Angina	1	1												2	2					1								2								■		
Angina pectoris						1								1	1							1				1	1									■	●	
Angstzustände		1			1							1		1					1		1	1							2		2	1			■			D
Arteriosklerose			1												2													1	1									
Arthritis	1	1																			1	1		1			1				1		1		■			D
Arthrose	1	1																			1	1		1			1						1		■			
Aufstoßen (saures)	2											1										1					1				2							
Asthma 1.												1		1							1	1													■			
Asthma 2.						1						1		2					1								1								■			
Asthma 3.						2		3				1		1										1											■			B
Blutdruck (zum Regulieren)												1										1														■		D
Blutdruck (niedrig)						1										1					1			1			1									■		D
Blutdruck (hoch) 1.	1										2					2							3												■			
Blutdruck (hoch) 2.	1					1										1						1	3												■			
Blutkreislauf (Störungen)	1	1																			1			2			1					1	1		■			
Blutreinigung	1	1															1										1				1		1			■		
Bronchitis 1.	1	1							3									1				1		1			1						1	■				A
Bronchitis 2.	1	1																1				1					1				1							

für 1 große Tasse

Krankheit		Code	Hinweis
Depressionen (Nerven)			
Diabetes (zum Lindern) 1.			
Diabetes 2.			■
Ekzem (Juckflechte)		E	abends
Fettleibigkeit			
Fieber			abends ■
Frigidität			abends ■
Gallenkoliken		F	
Gallensteine		G	
Gelbsucht		B	
Geschwüre		H	
Gicht		K	
Grippe		B	
Gürtelflechte		D	
Hämorrhoiden			
Harnsteine			
Harnverhalten			
Haut (Krankheiten der)		A	
Herzklopfen			
Husten			
Impotenz		L	
Infarkt (zum Vorbeugen)			
Ischias		M	
Keuchhusten			
Koliken			
Konvulsionen			
Krämpfe			
Krampfadern			
Leber		A	n.d. Essen
Luftschlucken			
Magenkrämpfe			vor dem Essen
Migräne			vor dem Essen ■

Die Zahlen in den Kästchen geben die jeweiligen Anteile (Fingerspitzen) an.

Krankheit	Anis	Basilikum	Bohnenkraut	Brennessel	Citronellkraut	Eisenkraut	Enzian	Wilde Erdbeere	Euklayptus	Frenchel	Heidekraut	Kamille	Kerbel	Lavendel	Lindenblüte	Lindensplint	Löwenzahn	Lorbeer	Majoran	Malve	Melisse	Minze	Olive	Orangenknospe	Quendel	Rosenknospe	Rosmarin	Salbei	Schafgarbe	Süßholzwurzel	Thymian	Wacholderbeeren	Ysop	Anmerkung siehe unten	1 Tasse	2-3 Tassen täglich	3-4 Tassen täglich	nach Belieben
	1	2	3	4	5	6	7	8	9	10	11	12	13	14	15	16	17	18	19	20	21	22	23	24	25	26	27	28	29	30	31	32	33					
Neuralgie						2																												jeden Abend	■			
Neurasthenie/Neurose						1									1																					■		
Nierenkoliken					1	2					1	1																1			1	1		N			■	
Ohrensausen						1						1	1								1	1		1				2						A				
Rheumatismus						1						1		1								1		1			2	2									■	
Schlaflosigkeit								1							1		1	1			1	1					1						1	jeden Abend	■			
Schnupfen (Heuschnupfen)																	1	1						2			2	1			2					■		
Schuppenflechte				1										2	2							1						2										
Schweiß														2	2												1	2						jeden Abend		■		
Schwindel	2	1														1					1				2									n.d.Essen B		■		
Sinusitis	1	1	1									1									1	1	1	1								1	1	jeden Abend				
Verdauungsstörungen 1.																					1	1		1	2		2					1		jeden Abend				
Verdauungsstörungen 2.	1	1		1	1							2						1			1	1																
Verstopfung	1				1	1		1				1					1				1	1			1	1		1	1		2			jeden Abend		■		
Wechseljahre																			1								2								■			
Zahnfleischentzündungen						1														1																		■
Zellulitis	1			1		1								1							1	1							1						■			
Liebestee 1.						1															1	1		1		1												■
Liebestee 2.	3																				1	1										1		jeden Abend	■			

A = dazu viel Knoblauch, Zwiebeln und Kohl essen; B = dazu Knoblauch und Zwiebeln essen; C = dazu Spinat, Karotten und Rettich essen;
D = dazu viel Knoblauch essen; E = dazu viel Kohl essen; F = dazu heiße Kompressen auf die Galle + warme Kohlumschläge; G = dazu heiße
Kompressen auf die Galle; H = dazu Kohl essen und warme Kohlumschläge; K = dazu viel Knoblauch, Zwiebeln und Erdbeeren essen;
I = jeden 2. Tag 2 EG Rohrzucker...

Die biologischen Kräuter von Maurice Mességué

die in diesem Buch aufgeführt sind, erhalten Sie in Originalpackung in allen guten Maurice-Mességué-Depots. Für jedes seiner Kräuter gibt Maurice Mességué die in seinem Vorwort erwähnten Garantien.

Kennen Sie schon die Kräuter-Natur-Cosmetic von Maurice Mességué?

Schöne Haut durch biologische Kräuter

Auf tausendfachen Erfahrungen, die der berühmte Naturarzt bei seinen Pflanzenbehandlungen sammelte, beruht seit 25 Jahren die Herstellung seiner Kräuter-Natur-Cosmetic. Frische, biologische Kräuter, die nicht mit Kunstdünger und Spritzmitteln behandelt wurden, sind die Grundlage dafür. Die Cosmetic ist als pflegende und dekorative Serie erhältlich. Ihre besondere Bedeutung liegt darin, daß sie auch von empfindlicher Haut gut vertragen wird.

Baden Sie sich schlank und schön

Die altbewährte und ungewöhnlich erfolgreiche Spezial-Kräuter-Kur beruht auf dem harmonischen Zusammenwirken des Spezial-Kräuter-Bades und der Spezial-Kräuter-Creme sowie der Kräutertees von Maurice Mességué. Damit wird eine konzentrierte Wirkung von innen und außen erzielt. Nutzen auch Sie die ausgezeichnete Wirkung für Ihre Haut- und Schönheitspflege.

Ausführliche Informationen und Bezugsquellennachweis erhalten Sie in Deutschland, Schweiz und Österreich durch:

Rudi Karcher GmbH, Import und Export,
An der Roßweid 22, 7500 Karlsruhe 41, Tel. (0721) 61 64 93
Société de Distribution de Plantes et Produits Aromatiques
23, Rue Prévost-Martin, 1205 Genève, T. (022) 21 29 57
Elfi Rauch, Kräuter-Natur-Cosmetic Maurice Mességué
Goldschmiedgasse 6, 1010 Wien, T. 02 22/63 82 14 und
63 32 56.

Von Maurice Mességué sind bisher folgende Bücher in deutscher Sprache im Molden-Verlag erschienen:

Von Menschen und Pflanzen. Das Leben des berühmten Naturarztes mit vielen Rezepten. 352 S.

Die Natur hat immer recht. Ein praktischer Ratgeber und eine umfangreiche Rezeptsammlung, um auf natürliche Weise gesund zu werden und zu bleiben. 317 S.

Lernen wir, wieder zu lieben. Originelle Anregungen für junge und ältere Menschen zu Fragen der Natur, der Liebe und des Sexuallebens. 300 S.

Das Mességué-Heilkräuter-Lexikon. Der reichbebilderte Ratgeber unterweist über das richtige Bestimmen, Suchen und Ziehen von hundert heilsamen Pflanzen sowie ihre therapeutische Wirkung und Dosierung. 368 S.

Das Gesetz der Natur. Im Kampf für die Gesundheit der Menschen. Ratschläge und Rezepte. 366 Seiten.

Von seinem Sohn Didier: Die Kräuter meines Vaters. Unbekanntes aus dem Leben seines Vaters mit neuen Rezepten und einem Pflanzenlexikon. 320 S.

Diese Bücher sind in allen Buchhandlungen und bei den in diesem Buch genannten Importeuren der biologischen Kräuter von Mességué und seiner Kräuter-Natur-Cosmetic-Präparate sowie bei deren Depositären erhältlich.

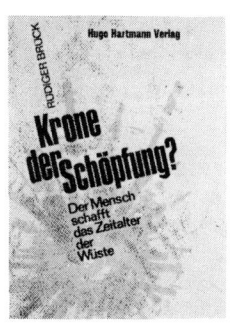